女人的病，99%都是「氣」造成的

女人都能學會的**凍齡易瘦**法：**簡養**。

那些困擾妳一生的**氣血問題**，
25年臨床中醫教妳這樣調。

中西醫結合執業醫師、婦科臨床實證專家，
網路自媒體健康課獲得數百萬人次口碑推薦

李軍紅 ◎著

大是文化

辨體質

搞錯體質調整，常見症狀：

- 突然對習慣用或吃的東西過敏。
- 皮膚發癢，甚至開始長痘。
- 吃補品卻越吃越虛弱。
- 扁桃腺發腫，連水都難以吞嚥。

解決方法：

- 運動（做什麼都可以，重點是出汗排毒）。
- 用羅漢果、枸杞，或者是金銀花泡茶，都能解毒。
- 若容易上火，別用枸杞，改用白茅根來泡茶。

修好心

女性的病，大多是氣出來的。常見症狀：

- 生氣時，肋下脹滿疼痛，像壓了一塊大石頭。
- 乳腺增生。
- 心慌、心悸、氣短。
- 經期變亂，經量過多或過少。

解決方法：

- 常按膻中穴，趕走不開心，還能預防乳腺疾病跟咳嗽。
- 泡薑黃茶來喝。
- 慢燉銀耳、桂圓跟蓮子心。

女人都能學會的凍齡易瘦法

調氣血

氣血不足的常見症狀：

- 不愛說話、長期手腳冰冷。
- 一站起來就會頭暈，眼前發黑或眼冒金星。
- 扒開下眼瞼，白多紅少，甚至是上面的毛細血管清晰可見。
- 老犯胃酸、消化功能不正常。

解決方法：

- 充分睡眠、運動。
- 用人參泡茶喝（但需要多喝水，避免上火）。
- 吃桑葚、桂圓或山藥，能補氣。
- 少喝咖啡、濃茶、碳酸飲料。

養好陰

陰液不足的常見症狀：

- 老是口乾、喉嚨癢，卻不想喝水。
- 動不動心慌氣短，且月經不調。
- 覺得腰部的脊柱兩側有空痛感（疼痛兼有空虛感的症狀）。

解決方法：

- 煮大米粥，裡面加上適量的蓮子、百合和藕。
- 菊花能幫你補腎，且不上火。
- 自製門冬益壽膏（見 P.133），能祛火、養陰止渴。

目錄

CONTENTS

第二章 養好陰，青春更長久

第三章

辨體質，正確調養，凍齡易瘦

第四章 修好心，女性專用的終極養生法

第五章

困妳一生的婦科病，中醫有解

推薦序一

平淡無奇的中醫療法，經得住長期驗證

《養氣》作者、右東中醫診所負責人／高堯楷

我目前在高雄市的右東中醫診所跟臺北市的大安中醫診所服務，在臺灣行醫將近十年，主要從氣功的角度，來看待人體的種種疾病。我習慣以人體磁場的顏色強弱，來平衡人體的循環；用藥上，我看患者的穴道哪邊有漏洞，就用藥物補起來，哪邊的穴道磁場不流通，也靠藥物來疏通。

而本書作者李軍紅醫師，對於一些婦女疾病，則是用中醫的望聞問切等四種方法，如透過舌頭的顏色、眼睛的明亮度、嘴脣的清濁，以及四肢的溫度，來判斷人體的健康標準，將多年在婦科上的經驗，整理成很多簡單易懂的結論，並在書中跟大家

分享。

不孕症在現代算是女科疾病的大宗，因為情緒還有飲食上的不良習慣，讓女性的身心靈長期處於疲勞的狀態，導致出現了生殖機能低下。而本書打開了一般民眾的另一番見解，將古代看起來像是男性在使用的藥物，也用在女性身上，讓不孕症的治療效果提高。

其實，如書中講述的道理一樣，腎氣不足，不論男女，意義是相似的，就差在陽氣多一些，或陰氣多一些的微妙平衡。中醫的概念是調整陰陽，用一種哲學性的思考架構，來提供用藥上的選擇。也許未來會有新的研究出現，發現哪一類的藥物搭配，可以改變子宮頸黏液的酸鹼值，可以間接證明中藥的特殊配伍，的確可以有助於精蟲的活力。

我認為本書最有趣的地方，在於一些藥洗（按：將中藥材加水蒸煮）還有瘦身的配方等，如作者發現用桃花入藥，可以幫助瘦身，既簡單，也沒有副作用，還可以幫助代謝與排便，相當的耐人尋思；書中也提到用土炒黑豆治療白帶或黃帶；用蒲公英食療等，而我也很愛使用蒲公英來治療一些女性泌尿道感染的問題。

另外，作者也教我們怎麼正確泡腳：溫水的高度要高至膝下，而不能只在足踝；

蔥葉泡足浴可以預防感冒、提升免疫力，只要照顧到了足部的重要穴位，許多病是很難生出來的。這個經驗分享也讓我很開心，且也想嘗試看看。因為我在臨床上治療感冒時，也愛用蔥白來散寒，卻沒思考過用來足浴。

中醫有許多方法看起來平淡無奇，但在長期驗證，發現自然中處處有禪機，簡單的黑豆、山藥、蔥、桃花、薑黃、花椒、魚腥草……都有著許多待我們善用的祕密，尤其是如何讓女性朋友們在簡便廉效中，得到中醫知識的好處。

各位讀者可以跟我一起好好的將書中對自己實用的資訊記錄下來，書中的經驗能幫助我們的人生變得更健康、豐富。

推薦序二

多一份心力照顧好自己，就能展現眞正的美

中醫師／謝旭東

如果說能重返十八歲，絕大多數人都不相信，但如果是外表年齡看起來小於實際年齡，就有可能。只要你按照書中的四步養生走，把內在身體調理好，自然能展現出真正的健康美，讓人輕易相信你很年輕。

作者李軍紅醫師是個中西醫結合執業醫師、婦科臨床實證專家，他告訴你如何用簡單、在家也能做的方法來自我養生保健，而女人美不美，全靠體內氣血的好壞來決定。書中會告訴你如何保護好氣血，也會讓你知道做哪些事情會損傷氣血。

在損傷氣血的行為中，最常見的就是錯誤用藥，這個問題在臺灣也很常見，原因

在於人們方便取得成藥，加上自我錯誤的判斷，導致一個常見的小感冒拖了好久都無法痊癒。

其實，相信身體的自癒力，小感冒不用藥，再加上書中一些食療，也會自己痊癒，這麼做不只保護身體的氣血，也能讓免疫力變好。

一開始我提到真正的健康美，是由裡而外散發出來的，只靠外在的保養雖然見效快，但不易持久，如果搭配內在的調理，就會事半功倍。中醫看婦女的內在健康，首重月經，比如說月經有無準時？來的量是否正常？月經前後有無不適？只要月經正常，什麼問題都好解決。也就是說，在治療任何問題前，先搞定好月經。

書中提到的痛經分三種，也正好提出了痛經除了常見的寒症、熱及溼，不少女性以為自己痛經是寒，就買薑茶來喝，但喝了薑茶沒效，而認為老祖宗說的方法怎麼不靈，其實，也有熱及溼引起的痛經，須依照自己的體質來自我保養，效果才會顯著。

俗話說：「寧治十男人，勿治一婦人。」這句話點出了婦科問題比男人更不好治療，所以女性平常更需要多一份心力來照顧好自己，別等生病了才說醫生怎麼治不好？不是治不好，是不容易治好，所以學會事先防範很重要，養成習慣平時顧好自己的健康，等需要時才有本錢可以使用。

如果你平時沒時間，下班後也懶得搜尋健康訊息，本書提供了大大小小婦女常見疾病的解決辦法，你可以放在身邊當作保健書來看，也可以等到發生問題時，拿出來查詢。

推薦這本書給愛美卻又苦無門路的你，若想讓自己更美、更健康，這本書就是你身邊的小幫手。

序

結合中西醫角度，專爲女性寫的健康指南

從二〇〇九年寫第一本大眾養生書至今，一晃十餘年過去了。我陸續出的書，都體現了行醫治病的心路歷程。我透過寫作，發現只有真正用心，才能提高自己的醫學技能，進而幫助到大家。

本書內容涉及養顏美容、防治婦科疾病、飲食和生活習慣的調理等方面，是一本專為女性寫的健康圖書。考慮到實用性，我從結合中西醫的角度，盡可能把西藥換成中成藥（按：指根據療效確切、應用範圍廣泛的處方、驗方和祕方，以中藥材為原料配製加工而成的藥品），把處方藥調成非處方藥，把煩瑣的湯劑，換成可以隨時購買

的中藥丸。書中的治病方法簡單且實用，這麼做，是為了把真正意義上的全民健康惠及每一個家庭，這也是我寫作的宗旨。

在現代，網路越來越發達，我每天除了在門診看病，也會在網路上或手機上會診。因網路會診和面診不同，不能真正做到四診合參（按：望診，觀察病人神色形態；聞診，透過聽病人說話、呼吸等聲音，靠嗅覺了解病人發出的異常氣味，以判斷病情；問診，詢問以了解疾病的起始，發展經過；切診，過切脈和觸按病人身體有關部位，測知脈象變化等），全憑病人自述、提交檢驗報告等檢查結果的照片等。但憑自己多年的臨床經驗，我還是可以做出專業的判斷，給出正確的方藥。那些住得較遠的患者，可以選擇這種方式看病。

這些年，我看過的女病人不計其數，時間長了，我發現，病其實也是心魔，因為疾病跟病人的認知、觀念等一些主觀因素，有很密切的關係。

我以最常見的陰道炎為例。陰道本身是有菌環境，陰道通常具有自我清潔的能力，且有菌群來平衡陰道的生態。但有的人卻覺得洗比不洗好，於是過度清潔，用各種消炎藥、洗液，甚至栓劑等，結果惹出一身病。

還有一些人，平時大咧咧的，一副無所謂的態度，但他們真的無所謂嗎？事實上，這類人可能在某天透過一個檢查，忽然得知自己得了比較嚴重的病，於是開始患得患失，甚至覺得天要塌下來了，以前的瀟灑、不羈全去了九霄雲外。結果，還沒開始調理治療，自己先丟了半條命。

這兩種截然相反的心態，都是不好的。時至中年，我結合自己這些年的看診經歷，深深覺得，想要有一個好身體，其實並不難。

從中醫學的角度來說，只要先解決了七情（怒、喜、憂、思、悲、恐、驚）——內因致病，再加上應時令，順寒暑，積極的鍛鍊，健康飲食——又解決了外因，平時多加注意，多多用心領悟，就能擁有健康。

透過看診，大家讓我有所成長，我會一如既往的和你們一起學習、探討。除此之外，書中還有很多不足之處，望大家給予指正。

第一章

調氣血，氣血足的女人氣色好

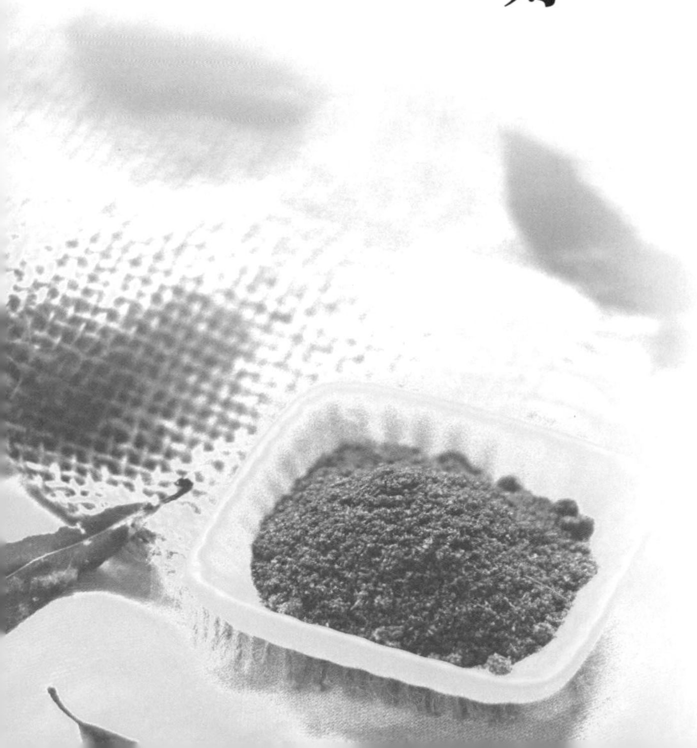

1 女人美不美，全由氣和血說了算

就如何調養身體來說，女性顯然比男性更關注自己的身體。她們不僅花錢盡力維持年輕，也隨時注意提升氣質。

氣質到底是什麼呢？難道僅僅是一種外現的典雅、大方、從容嗎？

中醫裡的氣質，和傳統心理學上的概念不一樣。把這兩個字拆開來看，就是先天的父母之氣，和後天的自我潛化之質，養好氣質，才形成一種由內而外散發出來的人格魅力。

先天的父母之氣不可更改，後天的自我潛化卻大有可為，而其中起關鍵作用的，就是氣和血。也只有把氣和血都養好了，才能養出一個「內外」都好、氣質絕佳的完美女人。

可以說，活得好不好，全由氣和血說了算。

這句話一點都不誇張。因為只有氣血足了，人才有精氣神，展現健康的氣質狀態；而氣血虧的人，懶言少語、面色蒼白，活動量稍微大一點就疲憊不堪，這種臉色慘白的病態美，可不是中醫講的氣質美人。

西醫沒有補氣的說法，只有靠白蛋白、胸腺素之類的藥來提高免疫力。其實，這跟補氣血有異曲同工之妙，如果不是累了、耗傷氣血，我們就不會失眠多夢、心慌氣短，也不會免疫力低下。

乳汁由氣血所化，若後天補充不足，處於哺乳期的女性也會耗傷氣血。圍產期（按：懷孕二十八週到產後一週）的女性氣血虧損，也會惡露不盡，胞宮（按：包括子宮、卵巢和輸卵管）很久不能復原。氣血虧的人就像是原材料不足，不是溢乳，就是虧乳。像這樣的例子舉不勝舉。

不愛說話、長期手腳冰冷，全因妳氣血不足

氣血不足的表現，第一就是懶言、不愛說話，跟別人聊天毫無激情。此外，現在所說的貧血和低血壓，也反映出人的氣血虧損。

貧血，按血常規（按：一種可反映血液中各種血細胞的數量、形態、比率和大小的檢查方法）中血紅素的數值來講，成年人的血紅素會低於每升一一〇克，甚至是七十、八十克。典型的貧血症狀是，只要一站起來就會頭暈，眼前發黑或眼冒金星。

低血壓明顯的人，四肢不溫、長時間手腳冰涼，這種人即便什麼都沒做，也覺得累。如果是上班，只要到了下午，兩腿彷彿灌鉛似的抬不動，哪裡還談得上鬥志和創新，即便有心，卻無力，這都是氣血虧虛的表現。

因為沒有好的底子，於是氣血不足、沒辦法支撐正常的生活和工作。所以說，一個人活得好不好，跟氣血足不足有很大的關係。

在現代，很多人有氣血困擾。那麼，究竟是什麼原因導致人氣血不足？

在過去食物不充足的年代，主要是營養不良引起貧血，導致氣血虧。但是現在的人出現氣血虧，都是自己「作」出來的，其實就是熬夜、加班、節食減肥等不良生活習慣引起的。

究其原因，是睡眠不足和勞累，而勞累最耗傷氣血。

此外，那些靠飢餓節食來減肥的女性，因沒有補充能量，氣血就沒有來源，最後便導致貧血、低血壓。或許你二十多歲時，年輕氣盛的，還扛得住，但到了三、四十歲，就算想扛也扛不住了。

可見，現代女性氣血虧的主要原因，跟溫飽無關，而是過度勞累、熬夜等不良生活習慣，以及不了解自己的體質，卻亂吃亂喝、胡亂減肥，才導致氣血不足。

補氣血，除了睡眠，還要看體質吃補品

氣血虧了，要補回來其實很簡單。

中醫講精生氣血，腎主藏精。腎氣充足的人聲音洪亮，說話很有中氣，這就是中醫指的精氣神較足。日常生活中，睡眠就是在養氣、養血，所以有充分的睡眠和休息，氣血就足，人自然有精神。

一般來說，因為勞累和睡眠少而導致的氣血不足，可以透過調整作息以及增加睡眠來恢復。然而，事實是大家都知道好好睡覺非常重要，但是很少有人能做到規律、充足睡眠。

從中醫的角度看，休息好不好直接影響人的內分泌，影響精、氣、血。有些調理失眠的中成藥有很好的輔助作用，比如百樂眠、烏靈膠囊、棗仁安神丸（按：本書

提到的中成藥，其適應症、效用及臺灣是否販賣，詳見第三二七頁附錄「中成藥一覽」）等，它們既能幫助睡眠，又能養神，也可以補氣。

如果覺得自己只是因為工作而勞累氣虧，可以在舌下含一到兩片西洋參片，含到軟了、沒有味道時，嚼碎吃掉，再喝點水漱漱口。

人參的確是非常好的營養品，它不是興奮劑，不含興奮劑的成分。人參補氣最好，所以上歲數的人可以常用來泡水喝。但用人參時，宜多喝水，這樣不僅吸收好，還不容易上火。

通常我們用人參補身體時，會出現牙齦腫痛、嘴裡長潰瘍、大便乾燥、小便灼熱，或者是誘發扁桃腺炎，甚至是鼻出血，這都是因為補過頭。若出現上述狀況，一定要馬上停用。

但如果本身有貧血病史，先補氣則起不到作用，得先補血。

雖然很多人說吃大棗能補血，可是吃棗能不能有效補血，還沒有定論，即便是能補，大概也得吃幾大盆才有用。

所以，我建議你可以服用有補血作用的中成藥，像複方阿膠漿，這種口服液的補血效果就很好；也可以自己買阿膠塊（見左頁圖）吃，不要吃太大量，十來克就可

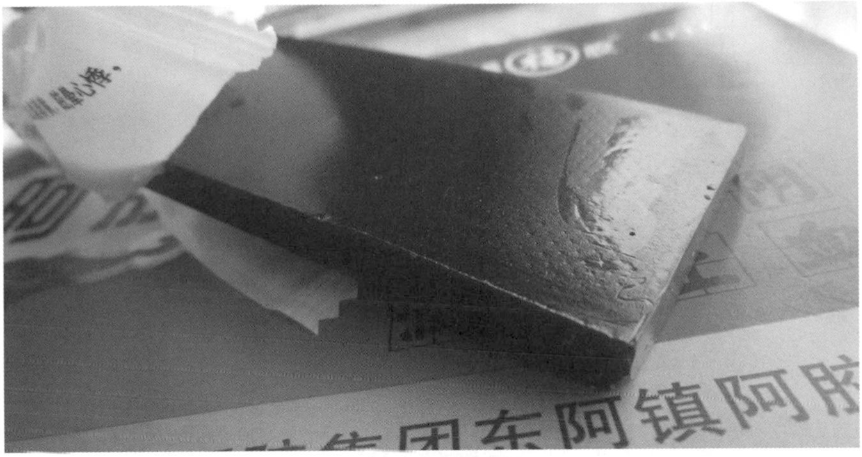

▲阿膠偏熱、能補血，服用後會覺得胃腸暖暖的（圖片為 Deadkid dk 所有，CC BY-SA 3.0）。

以。吃了阿膠後會覺得胃腸暖暖的，這是因為阿膠本身就偏熱。不過，補血是一個漫長的過程，欲速則不達，千萬不能急。

前文提到，氣和血是互生關係，除此之外，我們還要看體質。比如本身脾胃弱的人，即便補了，也吸收不了。這時，可以用補中益氣丸或參苓白朮丸先調理脾胃，等你吃什麼都香、消化功能正常了，才能吸收，進而化生氣血。

至於低血壓的病人，低血壓就是中醫所說的氣血虧損，氣血虧損會導致心氣不足，於是經常心慌氣短，這種情況可以吃生脈飲，這種藥可以升壓，還能化生氣血。

還有一個補氣血的食療方：桑葚。桑葚味甘性平，補腎精效果很好。如果沒有新鮮的桑葚，可以用桑葚乾泡茶，口感也很不錯。

桂圓（龍眼）也是很好的補氣血食材，新鮮的桂圓入藥就是中藥房裡的龍眼肉，我們平時煲湯可以放一些乾的桂圓肉（龍眼乾），很方便。

補氣還可以用紅參，紅參和西洋參片一樣，可以隨時在舌頭下含一、兩片，多含一會兒，效果也非常好。

但有一點大家一定要注意，不管什麼樣的補劑，都要有節制，不能吃太多，如果吃到感覺燥、口乾、便祕，就要及時停用，而且吃任何補劑時，一定要多喝開水。

氣血直接影響人的生活品質，現代人很多氣血虛虧，都是不良的生活習慣造成的，長期加班、熬夜、節食減肥是三大誘因。

補氣血的食療方有很多種，但首先要保證的是有充足的睡眠和休息。有一點要特別注意，別以為在什麼情況下都可以吃補藥，亂補也會打亂體內的陰陽平衡，反而對健康不利。

節食減肥最傷氣血，也最不可靠

很多女孩認為靠節食來減肥立竿見影，還不用運動。其實，這種方法最不可靠。要想健康減肥，還是要運動。人之所以會胖，都是因為長期堆積脂肪，難以代謝掉。只有運動，才能加速代謝，消耗脂肪。此外，運動後，要補足水分和蛋白質，這樣才能讓你在減肥的同時不會虛脫。

我們可以透過吃雞蛋白來補充蛋白質。要想減肥，可以晚餐吃雞蛋，一個蛋黃、兩個蛋白就足夠補充身體所需的營養了，加上足夠的水，一個月下來，可以減好幾斤。

我每次去拳館運動兩個多小時，運動量很大，也會出很多汗，回來就吃兩或三個雞蛋、一根生胡蘿蔔，有時候還吃一根黃瓜，再加上喝足量的水，這樣做不僅塑身，還不長肥肉。

2 氣血夠不夠，有四招能自測

怎麼辨別自己是否氣血虧損？有四種簡單的方法：

第一種方法是把脈。把脈乍一聽很神祕，其實很容易。將食指、中指、無名指三指併攏，找到手腕外側（靠近大拇指的那一側）動脈搏動的位置。氣血虛的人，是沉細脈——就是摸到的搏動很細小、很微弱，甚至有時很難找到動脈的搏動。也正是中醫所說的「細則推筋著骨尋」的感覺，這也正是氣血不足的表現。

第二種方法是看下眼皮。對著鏡子，輕輕扒

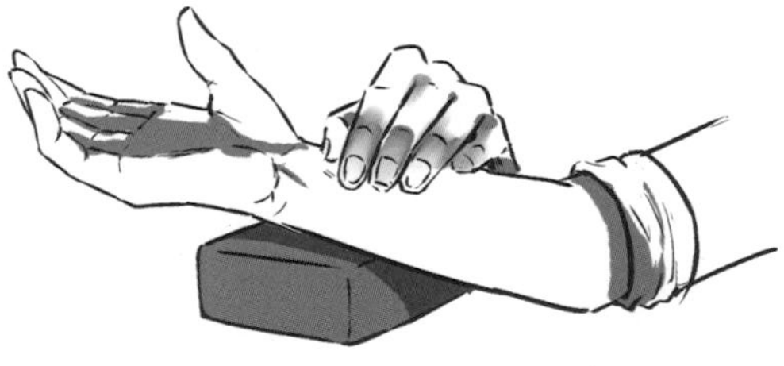

▲食指、中指、無名指三指併攏，找到手腕外側動脈搏動的位置。氣血虛的人，脈動很細小、很微弱，甚至有時很難找到動脈的搏動。

開自己的下眼皮，一般氣血充足的人，下眼瞼紅潤一片，紅多白少；而氣血不足的人，扒開下眼瞼，白多紅少，甚至是上面的毛細血管清晰可見，這都是氣血不足導致的，應該儘快調理。

第三種方法是透過自身的感覺來判斷。氣血虧時，無論做什麼事感覺都沒有情緒、激情。血虧的人，突然站起來就眼前發黑、眼冒金星，這也是體位性低血壓（按：又稱姿勢性低血壓，指因改變姿勢而突然引起低血壓症狀）的一個表現。這種人往往是低血壓同時伴隨貧血。因為氣血不足，突然站起來，氣血供不上，結果眼冒金星、眼前發黑，甚至覺得自己快要摔倒。

第四種方法是看嘴唇。氣血不足的女性因口唇發白，出門會隨身攜帶口紅，而氣血充足的女性什麼時候都不用塗口紅，嘴唇始終光澤紅潤。

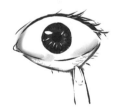

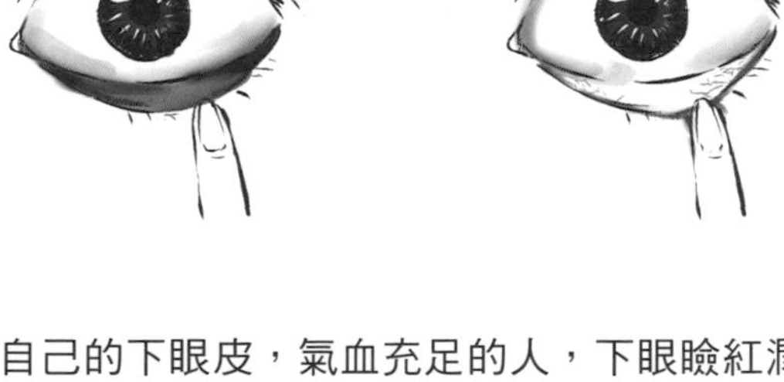

▲輕輕扒開自己的下眼皮，氣血充足的人，下眼瞼紅潤一片，紅多白少（見上方左圖）；而氣血不足的人，扒開下眼瞼，白多紅少，甚至是上面的毛細血管清晰可見（見上方右圖）。

另外，如果突然感到心慌和心悸，也是氣血不足引起的心氣虛。這裡我們要說一下，心臟是一個幫浦，透過跳動向全身輸送血液，假設氣血充足時，跳一下就能輸送血，若現在要跳兩下才能完成輸血，就是心跳過速引起的心慌和心悸。長時間這樣下去，等到了一定年齡，便會相繼出現動脈硬化或動脈粥樣硬化，更易誘發心肌缺血。

以上四種判斷氣血不足的方法，只要出現任何一種症狀，都有可能跟氣血不足有關。現代科學家也提出一個新觀點：缺乏維生素A，會讓造血幹細胞「過勞死」，所以平時應多吃富含維生素的食物，像胡蘿蔔之類的蔬菜，還可以用燕麥片煮粥，粗糧（按：指未經精細化加工，或雖經碾磨處理仍保留胚乳、胚芽、穀皮和糊粉層的穀物，如小米、糙米、玉米等。含有更多膳食纖維、B族維生素、礦物質等）補充B族維生素最快，對體內的血和神經而言，是很好的營養補充劑。

▲氣血不足的女性因為口脣發白（見右圖）；氣血充足的女性什麼時候都不用塗口紅，嘴脣始終光澤紅潤（見左圖）。

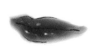

一般來說，食療調養會比較慢看到成效，因為這是一個漫長的吸收過程。你可以吃當歸補血片或複方阿膠漿等的口服液，這種複方的中成藥製劑的補益效果，要遠遠強於單味的中草藥。

但是一定要記住，**補氣血最關鍵的方法是休息**。只有休息的時候，體內各個器官才能休養生息，不像白天一樣高速運轉。內臟跟汽車引擎零件沒區別，休息等於保養，所以充足的睡眠和休息，對補氣血來說是最必要的。

其實，有時候我們想做事但沒有激情，可能不是心情的緣故，而是因為氣血不足。有句話叫心有餘而力不足，現在可以把這句話改成「心有餘而氣血不足」。很多人天天吃，也在補和調理，但總不見有改善，到底哪裡出了問題？究其根源，就是你不了解自己的氣血和體質，盲目的補，最終可能會適得其反。

3 氣要補，也得疏

女性身體裡，氣分兩種：一種要補，一種要清除和疏導。這些情況下可以補氣：累了、說話沒力氣、盜汗、失眠、心慌氣短，連治婦科病也可以，除此之外，月經提前、量多、量少、乳房腫塊、皮膚鬆弛無光澤、早衰等，都可以補氣。

西醫用白蛋白、胸腺素等藥來提高免疫力，其實中醫補氣也是提高免疫力。人過度勞累會耗傷氣，於是出現失眠多夢、心慌氣短等症狀，導致免疫力低下；體表沒有氣的固攝（按：固攝的意思是統攝、控制及固定。而氣的固攝作用表現，為鞏固身體物質及臟腑，並讓身體組織維持在正確及應有的地方及位置），則皮膚會鬆弛，肉會下垂。

女性在哺乳期時，因生兒產女，氣耗傷得最厲害，若少了氣的固攝，便在月子裡惡露（按：由陰道排出的分泌物）不盡，子宮也很久不能復原。此外，乳汁也是由氣血所化，氣虛的人，由於氣的原材料不足，不是溢乳，就是虧乳。

氣對女性的影響，可說是無處不在。看中醫時，經常會在藥方裡看到這些材料，如黨參、人參、黃耆、山藥、白朮等，這些中醫師常用的藥，都可以補氣。

那麼，氣如何在身體裡運行？

血液能在脈管流動，是靠心氣的推動作用；脾氣的升清和降濁（按：升，指升舉；清是人體所必須的精微物質；降，是降下排除；濁是人體組織器官的代謝產物），決定人的消化和吸收；肝氣的疏泄決定著我們的升、降、出、入；腎中精氣充足，調節我們的內分泌，並孕育著新的生命；靠肺氣的吐固納新（按：有意識的調整呼吸，以強身健體），新鮮的氧氣被吸收入血，完成新陳代謝。

無論什麼東西，善待它就會被它所用，反之則被傷害。氣更是如此。心氣逆亂，會心悸氣短，給心臟病埋下伏筆；脾氣不和，影響消化和吸收，會因吃不下東西而氣血不足；咳嗽痰喘跟肺氣有關，肺氣虛或者不暢，皮膚會暗淡無光；肝氣不舒時，氣該降的不降，該升的不升，該出的不出，該入的不入，結果出現兩脅（按：胸部兩側，從腋下至肋骨盡處部位）脹滿、嘴苦、頭暈，甚至會誘發乳腺炎和乳腺結節。

補氣，看心、脾、腎來補

一旦氣出了問題，該怎麼辦？該吃什麼調理？

補氣藥一般有補心氣、肺氣、脾氣和腎氣等幾種說法。有經驗的醫生在用中藥的時候也是很有側重，並不是同時服用幾味中藥，就可以把所有臟腑的氣全都補了。

比如發高燒、做了手術、生孩子、長期用抗生素或因患癌症放化療……這些病人都元氣大傷，腎氣久虧，這時可以服用人參來補元氣，也可含西洋參片，或泡人參茶喝，都可以使身體早日復原，但用人參時，宜多喝水，這樣吸收好，不易上火。

補脾氣，主要調補身體的消化和吸收。專門補脾氣的中藥食材有山藥，也就是我們常說的鐵棍山藥，可以炒菜、煲粥，也可以加工成山藥粉，用開水沖服。

若空氣品質不好，容易引起咳嗽，但常咳嗽會導致肺氣虛，而肺主皮毛（表皮的皮膚），如果肺功能異常，皮膚變得乾燥，甚至咳嗽氣喘。

很多人都知道甘草可以止咳，其實他們只知其一，不知其二，甘草在止咳的同時，最主要的一項功效是專補肺氣。在現代，甘草片是處方藥，含有麻黃鹼成分，有些人會去藥房買點甘草，或在家裡會放一些甘草片，要注意的是不宜常服或多服。

單味甘草的味道不像煎好的中藥湯難以下嚥，我們可以用單味的甘草泡茶喝，在止咳平喘的同時，補充肺氣。

再說補心氣。現代的工作節奏普遍都快，人在高強度的環境下工作，難免勞累。如果不注意調理，剛開始會覺得心跳加快，嚴重的會心慌氣短，這是心臟病的前期症狀，也是近年很多年輕人罹患心肌梗塞的主要原因。想補心氣，人參和丹參是首選，像天王補心丹或柏子養心丸之類的藥，也能抗疲勞、補心氣、養心安神。

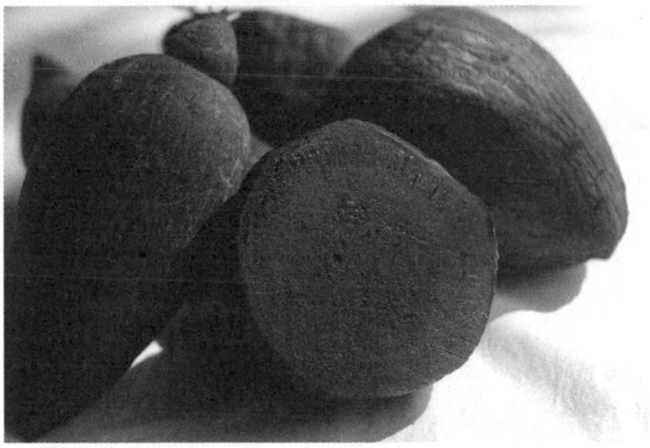

▲山藥專門補脾氣。可以炒菜、煲粥，也可以加工成山藥粉，用開水沖服。

但肝氣宜疏不宜補

有人會問，有這麼多補氣的藥，怎麼沒有補肝氣的藥？我剛學中醫時，我也問過自己的老師這個問題，後來我才明白，**肝氣根本不能補，只能疏**。

之前我查閱《本草綱目》中的所有記載，發現所有的補氣藥中，沒有一味藥能歸入肝經。為什麼？難道這些藥吃到肚子裡，行至肝經時，都繞道而行嗎？經多年的臨床實踐我才明白，這些補氣藥根本就沒有繞路。當你吃人參一類的補氣藥，吃得心浮氣躁、愛發脾氣、兩眼發脹時，便助長肝氣、滋生肝火，所以應該及時停補。

肝氣不順，對二十八歲、三十五歲、四十二歲這幾個年齡段的女性危害最大。因女性有幾個特殊的生理期：青春期的女孩腎氣剛開始充實，還沒有那麼強盛，衝脈和任脈的功能也不穩定，也最容易月經不調，不是量多就是量少，甚至提前或錯後。

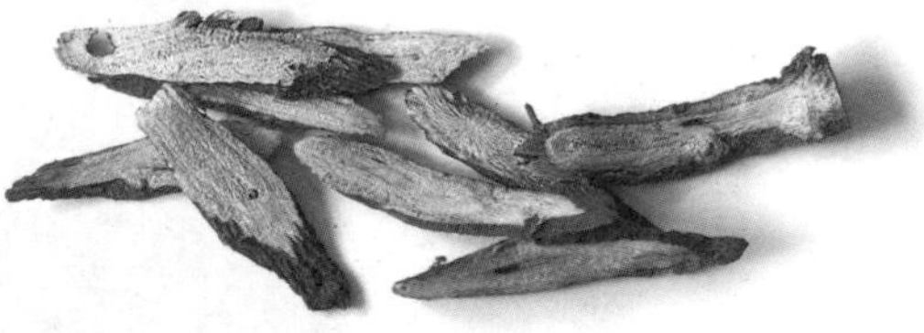

▲甘草在止咳的同時，最主要的一項功效是專補肺氣，但不能常服或多服。

而中年女性因為工作勞累、懷孕、生孩子、哺乳等導致耗傷氣血，血虧了，肝得不到充分的滋養，人的脾氣會變大，情緒易不穩定。所以，對這個時期的女性來說，不是補充營養就能得到滿足，真正可以滿足她的是精神生活，她最需要的是理解和溝通。透過理解和溝通，疏解肝氣，肝氣得到疏解，就不會患乳腺病、月經病等疾病。

所以，**中年女性的多事之期**，有時也是多病之期，**而這個時期的女性，九〇%的疾病都是被氣出來的**。

更年期的婦女，卵巢功能衰退，年老腎氣衰，脾胃易虛，人也變得多愁善感，食慾不振，就像秋後的草最易枯黃。做兒女的要記得充當起遮風擋雨的角色，關愛更年期女性的飲食和健康，多回家看看，多和她們聊聊天，經常做些心理上的疏導。

那麼二十八歲到四十歲這個階段的女性，如何疏肝氣，清肝火呢？

由於氣導致的問題，最常見於女性。例如：閉經、月經量增多、可能會有乳房腫塊、患上乳腺增生。除此之外，女性在哺乳時期，可能因生氣導致產生奶水的速度，比吃退乳的藥退得還快。還有，女性生氣後白帶會增多、皮膚長痘長斑、易墮胎流產，患不孕症等。許多女性因不會自調或藥調，導致偏激、抑鬱，這類的病例在臨床上已是屢見不鮮。

當然，處在多元化的社會中，我們的心態不可能總是保持平和，社會因素引起的各種刺激，對人的精神和身體造成的危害日益增多，尤其是女性天生責任心很強、敏感多愁，心理上承擔的壓力自然越來越大。

《景岳全書．婦人規》中說：「婦人之病不易治也……此其情之使然也。」意思就是，因為性情，所以女人的病最難治。情，可以理解為情緒，歸根結底還是在氣。女性的氣、平和的心態，要經過好幾個特殊的生理期和考驗期——青春期、月經期、妊娠期、產褥期、更年期、老年期——才能修成正果。等經歷完這幾期，女性也進入垂暮之年，說起來，做個女人也確實很不容易。

弄懂氣對女性的重大影響，是不是就能少生氣？當然不是。因為在事情發生時，人往往難以克制情緒。這時，你一定要明白自己是不是因氣傷身。你可以利用下面這幾個方法自我診斷：

- 肝區有點脹痛。
- 覺得腋下和乳房脹滿。
- 舌頭不同往日的鮮紅色，而是有些發青（像血瘀在裡面導致不通）。

• 舌尖抵住上顎，發現舌下有很多青筋暴起。

這些狀況都是因被氣所傷。氣先傷肝，再累及五臟六腑。有了這種快速的判斷方法，以後再生氣時，為了身體，女性或許能理性一些。不過，就算生了氣，也不用過於擔心，關鍵是快速消除氣，而消除氣的方法有很多。

有人說蘿蔔可以通氣，其實除了蘿蔔還有很多食物可以通氣，比如茴香、陳皮、丹皮以及諸多食物的皮，都可以理氣，這也就是本草的藥理中所說的，皮可以寬胸理氣。也就是說女性生氣了，可以生吃一點蘿蔔、泡陳皮當茶飲、炒菜時放點茴香籽，也可以吃上一頓茴香餡的素餃子。

如果覺得做起來很麻煩，也可以在家裡常備點理氣的藥。生氣後，若妳感覺脅部脹滿，可以吃舒肝丸或龍膽瀉肝丸；覺得心口堵得慌，可以吃木香順氣丸或寬胸理氣丸；若伴有月經不調，還可以吃加味逍遙丸；在妳消化不好、不思飲食時，可以吃補中益氣丸；理肺氣，則可以吃養陰清肺顆粒等。

還有一些職場女性，因為工作壓力大，或夫妻吵架後，胸口會發悶，甚至乳房脹痛。這個時候，可以按雙乳之間的膻中穴，邊按邊調整呼吸，感覺會好很多。

4 血虛老得快，多走動能改善

血虛，簡單來說就是血少。有女性找我看月經病，她說自己每個月經週期都往後錯，這個月應該一日來，下個月六日，再下個月可能十幾日，從來就沒準過；月經的顏色像兌水，不但稀，顏色也很淺；也有女性長時間都是這種情況，四十多歲就閉經了；有些女性過了產後一年多，月經都沒有來。

中醫確診女性是不是血虛，會先問月經，包括月經的量、顏色、週期的長短，如果出現以下症狀——量少、顏色淡、週期長，基本就是血虛。

流產、動腦過度，最易引起血虛

血虛不是與生俱來的，而是後天因素造成。總結以往我看過的病例，以下幾種情況最容易引起血虛。

第一，就是流產。很多女生還沒結婚，卻不小心懷孕，一來醫院就問我能不能做人工流產。面對這種情況，我會讓她先去做超音波和血常規等相關的檢查。做超音波，是確認女性為子宮內還是子宮外孕，以往有病人沒有做超音波檢查，就用藥物流產，結果差點賠了性命；做血常規，先看血紅素是否正常，有沒有貧血，再就是看看白血球數是不是正常，有沒有炎症，適不適合人工流產。

我想說的是，很多女孩子不把多次流產當一回事。流產對女性的身體傷害最大，不僅失血過多導致體質變差，流產多次，以後容易出現滑胎，也就是習慣性流產。

我遇到過這樣一個病人，年輕時流產太多，到了三十幾歲，看到別人一家三口其樂融融，也有了想要孩子的念頭。她好不容易懷孕，每天打黃體酮（按：又稱助孕素）、吃安胎藥。她懷孕不到兩個月，某天下班碰到下雨，鞋上沾了一點泥，她習慣的跺腳想弄掉泥，結果就跺這一下而流產，以後她再也不可能有孩子了，後來這名女性跟另一半也因感情不和而離婚。

流產不只傷身體，還有可能因此患上不孕症，對女性造成的身體和精神的傷害，會伴隨一生。

第二，脾胃弱也會引起血虛。血虛的人一般脾胃都弱。沒有血的滋養就沒有十足的脾胃之氣，稍微吃一點就飽脹不消化。食物是透過脾胃消化和吸收後，才能化生氣血，沒有食物支撐，就生不了氣血。這是一個惡性循環，越弱越虛，越虛越弱，最後就會形成林黛玉般的病女子，手無縛雞之力而病入膏肓。

第三，腦力勞動過度。有些人對此可能有疑惑：「動腦過度也會血虛？」其實，中醫有句話叫：「思慮過度，耗傷心脾。」意思是想的事過多，就食之無味，體會不到飯菜的香味，這也說明消化液分泌不正常，便無法充分的消化和吸收囫圇吞下去的食物，結果出現胃脹、反酸和胃灼熱（燒心），有時還會出現完穀不化（按：即消化不良）、大便稀或不成形。而那些經常加班的青年白領們，也是最容易出現血虛症狀的族群。

此外，血虛還會影響心臟。血虛的人心跳不正常，稍微運動，心跳就比正常人快；不運動的時候，心跳又比正常人慢。還有一種狀況是心悸，表現為經常心慌氣短，總覺得一顆心懸著，心臟怦怦的跳不停，這是現代職場女性的多發病。心主血脈，藏神志，從行為上來說，血虛的人通常膽小怕事。

血虛宜補，重點是吃得精細，再配上一點運動

要怎麼做才不血虛，還能補起來呢？

首先，有效避孕。有效避孕是對自己跟他人負責。女性的子宮內膜很脆弱，強制性的子宮擴刮術會破壞孕育胎兒的溫床，不要等到人至中年再後悔沒做好避孕。

產後引起的血虛，大家通常能藉由攝取營養來改善，但有一部分人在產後刻意節食，生怕自己吃多了發胖、變難看。

可是，在哺乳期節食是很可怕的，因為乳汁由氣血所化，只有索取，而沒有補充食物，在營養不良的情況下哺乳，身體一定會虛，而且造成的影響還不只是血虛，可能各個器官都會受到影響，進而出現導致脾虛、腎虛等症狀。

所以，這個時候不能無原則的節食，而是吃得精細一點，可補充蛋、牛奶、肉等，吃到感覺有飽就可以，千萬不要吃到撐，這樣就不會在哺乳期因營養過剩而發胖，若加上適當的運動，產後更能散發出成熟女性的美。

其次，就是調節情緒，因為情緒會影響胃口好壞，也正是中醫所說的「肝木克脾土」，工作、生活壓力大的人要善於調節自己的情緒，多出去走動走動，心中有什麼

不愉快，一定要抒發出來。

身體有虛可以吃十全大補丸，有的人聽了藥名，以為只有病重的人才能吃。事實上，其成分有補氣的黨參，調脾的茯苓、白朮，補血的當歸、川芎等，能顧及身體各方面的虛，既能治臉色蒼白、乏力、心慌氣短，還能治失眠、神經衰弱，所以大家可以放心的吃。

不過，要注意的是，長期便祕，體內有實火，如身上長有癤腫（按：化膿性毛囊及毛囊深部周圍組織的感染）、患有扁桃腺炎、有牙槽囊腫或牙齦腫痛等情況的人，都不能吃。

我也看過很多像林黛玉的血虛病人，這類人通常說不想吃也不愛吃飯。我只能告訴她，吃飯和吃藥都可以治病，吃藥既花錢也不美味。而脾胃弱不是無法扭轉，剛開始可以少量多餐，加上適當能承受的運動消耗，慢慢就會有飢餓感，及時補充蛋、奶、肉等食物，只要堅持下去，從沒有胃口到餓只是時間問題，只有行動起來才能切身體會到別差。

5 損傷氣血最常見的行爲——亂用藥

損傷氣血最常見的行為就是亂用藥。

有一大部分人感冒發燒在家裡自治，最常吃的就是新康泰克、快克等感冒藥，再吃幾天阿莫西林、頭孢菌素、阿奇黴素等消炎藥，結果往往是退燒又發燒，吃藥吃到自己毫無力氣，強拖著兩條腿來找醫生看病，看病時還發牢騷，以前吃幾次藥就能好，為什麼這次越吃越嚴重？

醫生幫病人做了血常規，一看檢驗報告，發現白血球和紅血球都低於正常值的最低限，於是批評病人胡亂吃藥。

結果醫生沒有開藥，也沒幫病人打點滴，只告訴他回家好好休息、多喝水，養兩天就會好。果不其然，病人沒吃藥，就痊癒了。

亂用藥最耗血傷氣。很多感冒藥裡面含有乙醯胺酚之類的退熱成分，若沒發燒，就不要再吃了，一些病人吃到低體溫、手腳冰涼，還一個勁兒的吃。

（按：乙醯胺酚又稱撲熱息痛，是一種用於治療疼痛與發燒的藥物，能緩解輕度至中度的疼痛，常與多種感冒藥合併使用，也可與鴉片類藥物合用以緩解重度疼痛、腫瘤痛，或術後疼痛等。但過量服用乙醯胺酚，主要導致肝損傷，乙醯胺酚也是全球主要的中毒原因之一。）

感冒有九〇％都是病毒引起的，發燒過程則是透過升高體內的白血球，來清除或殺死這些體內的病毒，這就是自身的免疫力。

永遠不能小看身體的自癒能力，用藥治好感冒，身體特別虛；但靠自癒力扛過感冒，身體則如脫胎換骨般。有資料可以證明這兩種情況，如用藥治感冒的人，血常規的白血球和血紅素低於正常值，而靠自癒力恢復健康的人，白血球和血紅素的指標非常正常。

那麼，應該如何補救血虛問題呢？

血虛了，一定是靠養，養分為食養和藥養。食養就是吃飯，食物是化生氣血的最基本材料，可以多吃像雞蛋、牛奶、肉等一些含高蛋白營養的東西。人體需要消化吸收這些食物，而適當運動能促進消化和吸收，讓各個臟器的功能得以活躍起來。

很多人虛了，便沒有力氣，以沒有食慾為由整天臥床，如果是這種情況，即使每天吃燕窩、人參等高檔的保健品和藥品，也無濟於事。

如果在醫院裡確診自己患有缺鐵性貧血，做飯時，就不要固執的用不沾鍋做飯，要換回最原始的鐵鍋，這樣可以補充體內因缺鐵而引起的缺血。

當因血虛而出現一系列的神經系統症狀，比如失眠、頭暈、健忘、煩躁等，可以吃善存等維生素片，如果覺得這類藥片貴，則可選擇更便宜的維生素B_{12}、維生素B_1、複合維生素B等，一樣有效果。或多吃水果和蔬菜，輪換著吃，柳丁富含維生素C，奇異果含有多種維生素，而胡蘿蔔、番茄都含有最天然的維生素和身體所需的礦物質。戒掉泡麵、零食、外賣、碳酸飲料等不健康的食品，其實只要改變飲食習慣，九〇%的血虛問題都能迎刃而解。

假設，實在沒條件改變飲食，像有些長期叫外賣的白領，也可透過藥補來治療，像八珍丸、阿膠補血顆粒、十全大補丸、當歸補血片、養血飲等都是很好的補血藥。

6 脾胃虛弱的人，氣血常不足

氣血就是能量，身體的能量多寡決定了人的生活品質。而如果脾胃不好，生化氣血的源頭出了問題，能量跟不上，身體就會出問題，生活也跟著出問題。

小小信號，脾胃可能出了大問題

現代社會，胃病發病率高達八〇%以上，也就是說，每十個人，就有八個人患有胃病。有病人說：「醫生，我這段時間總是泛胃酸，有時候還覺得胃灼熱，稍吃一點硬的食物、油炸食品，就覺得難受，時不時感覺心口左下方的位置隱隱作痛，這種痛，有時吃完飯會減輕，有時反而會加重。」

還有病人說：「這段時間毫無食慾，稍微吃點東西，卻感覺食物在喉嚨口堵著，難以嚥下去，肚子還脹，但也不怎麼排氣，總覺得噁心想吐。」

甚至有人要求我拿喉鏡給他，看看喉嚨口是不是長了什麼東西，甚至懷疑自己長了惡性腫瘤，為此老睡不好。

我這些年在常見病門診工作，什麼樣的病人都接觸過，有飯店服務員、公司高層白領、專職家庭婦女，還有保潔公司的大媽等。工作不同，飲食的習慣也就不同，但這些病人的共同點就是平時不愛護胃、不會調養，他們出現前述種種症狀，其實都是因胃出了問題。

工作比較累的基層人員，因為工時長、工作量大，所以容易餓，用餐時往往吃得很飽，甚至吃到撐，這時也顧不上什麼辣的、硬的、油炸的，總之眼前的食物先統統塞進胃裡。

家庭婦女每天都要帶孩子、做家務，其實這也不是輕鬆的工作，一天的事情多瑣碎，而心情是影響一個家庭女性健康的最主要因素，肝氣的鬱和滯，都會導致肝氣犯胃，就是克胃，影響到胃的消化功能不正常。

而那些年輕人就更不用說了，因為年輕，根本就沒有意識要養胃、護胃，出入夜店、酒吧，喝酒喝到吐；生冷、飲料、奶茶、咖啡、辣椒等，毫無顧慮，統統接受；

熬夜對他們來說也是常事。

我看過很多這樣的年輕患者，大多是早上還穿著睡衣就被兩個人架來醫院，因為夜裡嘔吐身體虛脫，問我能不能用營養液什麼的。

這些都是「平時不燒香，臨時抱佛腳」。嘔吐不只被診斷為急性胃炎，反酸、胃灼熱、胃痛也會被診斷為慢性胃炎或是逆流性食道炎，當然，也有人做胃鏡後，被診斷為胃潰瘍或萎縮性胃炎。然而更可怕的是，有些人到這個時候還覺得無所謂，覺得自己的胃無所不能。有時候痛了一晚上，隔天實在挺不住才去醫院，我曾碰過一個患者，我問：「你大便了嗎？」

她：「大了。」

我：「什麼顏色？」

她：「黑色，還有很重的腥味，」她還挺納悶：「昨天也沒有吃什麼黑的東西，大便怎麼是黑色？」

我說：「這叫柏油便，因為消化道出血才導致大便呈現黑色。」結果一查血色素七十多毫升（按：腸內存血量超過六十毫升，就會排出柏油便），如果再晚點看醫生，說不定小命都保不住了。到了這麼嚴重的程度，她才稍稍注意胃。說起我們身體的器官，胃也是夠辛苦。

脾胃是氣血之源，養生要重視脾胃

這些胃病都是怎麼引起的？無外乎飢一頓、飽一頓的吃飯方式；外加無節制的喝酒、濃茶、咖啡、飲料，吃生冷食物等。這些物理性和化學性的因素內外夾擊，把胃黏膜或胃壁折磨得充血和水腫，最後發生炎症。

如果你長期折騰自己的胃，不管、不治胃灼熱和反酸引起充血水腫，最後胃壁潰瘍出血，出現胃潰瘍出血穿孔，誘發萎縮性胃炎也只是早晚的事。

所以，戒掉這些不良的飲食習慣，是治胃病的第一步。

已經有了胃炎的人，美味的炸雞和火鍋則跟你無關；濃茶、咖啡不喝或少喝，更不能喝涼茶和碳酸飲料；要常喝粥或湯，可以養胃。

說到湯，患有胃炎的人可以喝羊湯，因為羊肉湯是溫性，胃屬陰，需要這些養胃陰的溫性食物慢慢的溫補。在本書後文，我會提到一個患有慢性胃炎的病人（見第六十七頁），就是因為每天喝羊湯（羊雜湯或羊肉湯），早晚兩次，只喝了幾個月，就澈底治好胃病，他之前因為胃病一年瘦了將近二十公斤，差點沒命，因為喝羊湯，幾個月就把下降的體重找了回來。

需要給大家講清楚的是，如果進食後胃痛、胃脹或嘔吐，大多是胃炎引起的症狀；若吃了東西後，反而症狀減輕了許多，大多是十二指腸出問題。十二指腸就是胃下面的一段腸子，十二指腸炎或十二指腸潰瘍也常會引起這種疼痛，但不論是胃炎還是十二指腸炎，治療和調理的方法都大同小異。

有胃病的人一般都做兩種檢查，一種是胃鏡，一種是檢查胃幽門螺旋桿菌。胃鏡能直接確診你是否患胃炎；如果你的胃幽門螺旋桿菌是陽性，可以吃雷貝拉唑、奧美拉唑、蘭索拉唑等藥，也可以按西醫的要求，吃至少半個月的克催瑪汝或阿莫西林，以殺死這種導致胃病的討厭菌。認準了就去治，不要去想這種方法是不是有爭議，只要能治好病，就是好方法。

有人說，她吃雷貝拉唑和蘭索拉唑之類的藥一段時間，但效果並不好。我了解之後才知道，她根本沒有在早上起床後空腹吃。

這類藥一定要空腹吃，而且最好吃完藥後半個小時再吃飯；飯後再吃克催瑪汝或是阿莫西林這類治胃幽門螺旋桿菌的藥，因為這些藥都是抗生素，患者本來就有胃

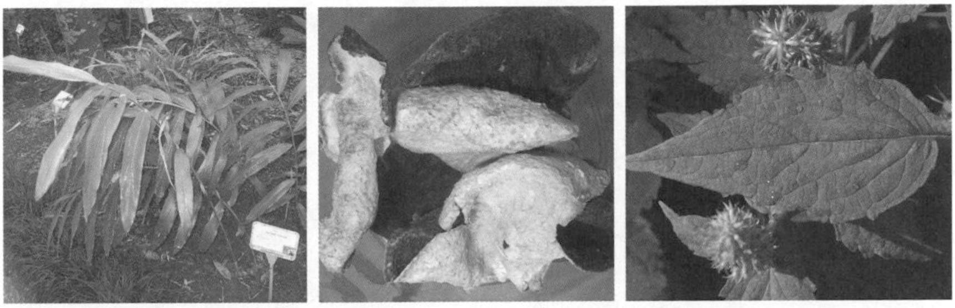

▲上圖依序為砂仁、陳皮、藿香，皆能理氣消脹（砂仁圖片來源：CC0；陳皮圖為 Dboxes 所有，CC BY-SA 3.0；藿香圖為 Dalgial 所有；CC BY-SA 3.0）。

病，飯後吃會儘量減少一些對胃的刺激。

我們天天說西醫治標不治本，其實這種說法也不對。就調治胃病來說，西藥有時候就比中草藥效果來得快。空服兩片蘭索拉唑下去就能讓你不反酸、胃不灼熱，我們完全可以用西藥治標，先緩解當時不舒服的症狀，然後再改用中成藥，比如香砂和胃丸調理。香砂和胃丸是一袋六克的小水丸（按：指中藥細粉以冷水或依據處方用醋、酒、浸膏、藥汁等為粘合劑，而製成的小球型製劑，易於崩解吸收，服用方便），一次吃一袋，一天吃兩次，最好是在飯後半小時或者是一小時服用，吃一、兩盒後，在所有症狀都基本消失時，再換成羊湯食療。

香砂和胃丸裡有很多理氣消脹的藥，比如木香、砂仁、陳皮、厚朴、藿香等，還有助消化的山楂、神麴和麥芽，都能很快緩解胃的不適症狀，像這樣的中成藥還有很多，這裡就不再一一給大家列舉。

沒有一個好的底子——胃，就沒有充足旺盛的氣血來源，只有旺盛的氣血才會讓你身體的每一寸皮膚緊繃、紅潤、飽滿。而鑑於脾胃對氣血，乃至對人體健康的重要性，我在後文會詳細介紹。

皮膚鬆弛、肥胖、懶困，妳的脾太溼了

● 內傷脾胃，百病由生

說到溼，我們會想到泥濘、沼澤，一不小心失足陷入，就會沾得身上到處都是泥，泥的特性是溼性黏膩，甩都甩不掉，溼氣重的人減肥困難，就是這個道理。

如果人受潮，赤足蹚水、游泳、久居溼地、總愛吃肉跟生冷食物，便易被溼侵犯。而女性的溼，多來自肥甘厚味（按：油膩、香甜、味道濃郁的食物）。

不是說只有胖子溼氣重，其實，女性無論是胖是瘦都可能會脾虛溼重。溼氣傷脾，對人的影響有三個方面：

一，因為沒有充盈的血氣做支撐，導致臉色蠟黃、皮膚鬆弛、毛細孔變大。

二，溼氣重，會導致肥胖。胖子就像一塊沼澤地，這類人減肥前，必須先把脾調理好。

三，脾不好，每天都無精打采、懶困。做事沒激情，上班像背著大石頭似的。

溼侵犯到脾胃，就會吃飯沒有胃口，中醫把這稱為「納呆」，我們說脾胃為後天之根本，是化生氣血的主要來源，民以食為天。若長期納呆不進食，就沒有原材料能化生氣血。

現在有很多愛美的女性靠節食來維持形體美，她們說餓過頭，就沒有胃口，不想吃飯了——其實她們脾傷了。等到臉色變黃、無血色、說話有氣無力、月經推遲、量少得可憐，甚至閉經時，這些女性才知道這樣做是大錯特錯。等到氣血虧、內分泌嚴重紊亂，再吃補藥，脾得花大量時間才能得到調治。

● 脾胃調理重在祛溼、防溼

怎麼做能消除和預防溼氣，以及如何調理脾胃？

祛溼、防溼其實很簡單，只要經常開窗通風換氣，擦完地後通風，否則房裡溼氣重；少赤足蹚水或游泳；不要泡澡；節制房事；少喝冷飲，少吃肥肉及奶油、蛋糕等油膩食物，就能離遠溼，不讓溼氣傷身。

一旦覺察體內有溼氣，這時可以利用身邊的食材，如薏仁、山藥和茯苓等都是很好的祛溼食材，和大米一起煮成粥喝，身體自然會慢慢調理成正常體質。

溼氣重的病根在脾，脾健康，自然能消除溼。調理脾胃時，可以吃中成藥丸參苓白朮丸，健脾祛溼，既能治好胃口，又不需要再吃那些治帶下（按：指陰道中流出的黏膩液體）的藥。

參苓白朮丸是水丸，用法是每次六克，通常六克為一袋，一天吃兩次，連續服用十天。十天後，若帶下還沒完全恢復正常，可再服五天，之後體內的溼氣會被祛得一乾二淨。

像南方地區，如四川、重慶本來就溼重，吃辣可以祛溼。但不同地區不能用一樣的方法，如果在北方，吃辣不但不克溼，還會上火或變成溼熱，而加重病情。但可以吃參苓白朮丸祛溼，其功效是「溼潤而化」，它是從體質上「調」，而不是像抗生素一味的「殺」。

舌苔厚是溼，白是寒，組合起來舌苔白厚就是寒溼。有些人問：「脾胃溼和帶下有什麼關係？」胞宮和胃腸同在一個軀體裡面，胃腸在上，胞宮在下，正好應了溼的一個特性：溼性趨下。

也就是說溼是往身下走，女性軀體的最下面就是胞宮和陰器（按：指外生殖器），所以它想躲都來不及，只好變成帶下分泌出來。有一種溫胃散寒也可以除溼的藥，就是附子理中丸，也可以幫助我們祛除體內的寒溼。

有的人舌苔黃厚、大便乾燥、小便黃，帶下也跟著不正常，為什麼？

舌苔厚是溼，黃就是熱，所以這類人屬於溼熱，和溼寒相反，這種情況吃附子理中丸等熱性健脾藥，不但解決不了溼，而且還會越吃越加重。

溼熱須吃清胃黃連片，黃連是涼性，可以清熱燥溼，一舉三得：一，可以除溼，健脾胃，助消化；二，能從根上調治溼熱帶下；三，還可以清瀉腸道積熱，治療便祕，起到通便作用。

女性不用談溼色變，如臨大敵，只要按照上面提到的內容對症調養，體內的溼氣會被祛得一乾二淨，自然能收穫健康。

減肥，健脾祛溼是關鍵

● 肥胖女性多脾虛

現在有很多肥胖的女性，有人說胖子嘴饞，口水多，其實也有道理。我曾注意過有些女性睡覺時會流口水，一覺醒來，枕頭上溼一片，就像我們看到小孩子很會流口水的樣子。其實這是中醫所說的「脾不控涎」，意思是孩子口水多，用擦的永遠擦不乾淨，只會擦得孩子兩腮又紅又痛。

想從根本上解決流口水問題，就要健脾。這種情況也說明了一個問題：胖子溼多，如果是女性，又偏胖，溼對健康造成的危害比對男性更大。

健康的人像一塊沃土，胖子則像一塊沼澤地，溼氣重，水溼就會氾濫，帶下就是溼，氾濫就是帶下量增多。當然，出現帶下病也不是一朝一夕的事，先經過納呆、腹脹，大便不痛快，小便不利，然後再出現溼氣加重，帶下增多。溼氣不會在影響帶下後就結束，而是繼續下行，表現為下肢就是腿沉或下肢腫。

人在這時很常感到慵懶和困乏，每天走路像背二、三十公斤糧食，舉步維艱，以至於每晚睡覺前都要在腳下墊一個枕頭，才會減輕腿腫。很多人擔心腿腫因是腎臟出問題，於是到醫院做尿液常規檢查，如果尿液常規裡沒有蛋白、紅血球和白血球，就說明正常，不用亂投醫。其實，只要健脾，助消化，溼會自去，腿腫消失。

肥胖女性要想減肥，當務之急是健脾祛溼，這比吃價格不菲的減肥藥要強得多，也不會像有些減肥藥那樣對肝和腎有副作用，如能堅持還不容易反彈。

● 女性哺乳生產，也與脾胃密切相關

補脾對於哺乳期的女性尤為重要。

有一個在哺乳期的媽媽，她帶著孩子來看病。她說自己的母乳也不少，經常不自覺的溢出來，孩子一直吃母乳，別人家的孩子在嬰幼兒期，一天要長一兩，自己的孩子卻長得很慢，而且吃完母乳後很快就餓了，經常哭鬧。這位母親為這事感到非常焦慮，幾乎要得產後憂鬱症了。

我先看她的舌頭，發現她舌苔白厚、舌體淡白，這表示脾虛、氣血不足。她的乳汁雖不少，還經常溢乳，但關鍵是她的乳汁稀。就像同樣十克的奶粉，沖成一杯和兩杯，有濃淡區別。她的病根在脾，脾虛，所以化生氣血不足，連帶造成乳汁品質不高，所以我給她開了幾盒歸脾丸。在舌苔變薄、胃口大開的同時，她也不溢乳了。更

重要的是，原本每一個小時要餵孩子一次奶，現在兩個小時餵一次，孩子還睡得香甜，可見這位母親的心裡有多高興。

另外，脾虛溼重也會影響大小便，大便稀、小便混濁，甚至小便會痛，這時別急著用抗生素。可用利小便的中草藥，如車前草來泡茶。中醫講：「利小便可以實大便。」在小便通利的同時，大便的水分也會明顯減少，由成形轉成正常，如果這樣覺得顯效慢，還可以吃四季草顆粒或複方石韋膠囊，這些藥都含有清熱利溼的中藥成分，效果會更快。

關注脾是對女性後天的關愛，即便是胖，也要胖得健康，所以要拒絕虛，就算虛了，也要懂得怎樣去補，不讓脾虛影響工作和家庭。

● 舌頭有齒痕，不完全代表脾虛

很多人照鏡子吐舌時，看到自己舌體的邊緣有很多齒痕，就說自己脾虛。很多病人問：「這種情況是不是要吃歸脾丸或補脾的藥，解決脾虛？」

還有的人看到檢驗報告上的賀爾蒙水準稍有不正常，就異常緊張，天天照鏡子觀察自己是不是未老先衰。其實沒必要這麼擔心，因為在中醫上，脾和消化之間的關聯，是脾決定胃口的好壞。沒有食五穀不香；吃飯後，沒有飽脹不適感；大便時沒有不痛快、不黏膩，還成形；平時吃什麼都香，看到燒鴨恨不得一口吞下去……這都說明你的脾沒問題，脾不虛，腸道不會溼困。

我奉勸各位讀者，別因一知半解的養生知識，讓自己走進死胡同，否則沒病也變有病了。像這種聽見蝲蝲蛄叫就不種地（按：因為人反對或干擾，就改變自己的行動）的現象太常見了，如果看病這麼簡單，人人都能當醫生了。

如果你的舌體有齒痕、伴有沒胃口、進食後胃脹滿、大便黏膩不爽，很有可能是脾虛。你可以吃健脾利溼的藥，在健脾的同時，稍加補益，胃腸會更舒服，而補益資生丸最合適。

補益資生丸可滋陰補氣、調養脾胃，可治食慾不振、大便不爽。每次吃六克裝的蜜製藥丸，一天兩次，連服七天。吃完之後，你會發現早晨如廁時，大便不爽感消失了，而且兩分鐘就可以解決，排便通暢。

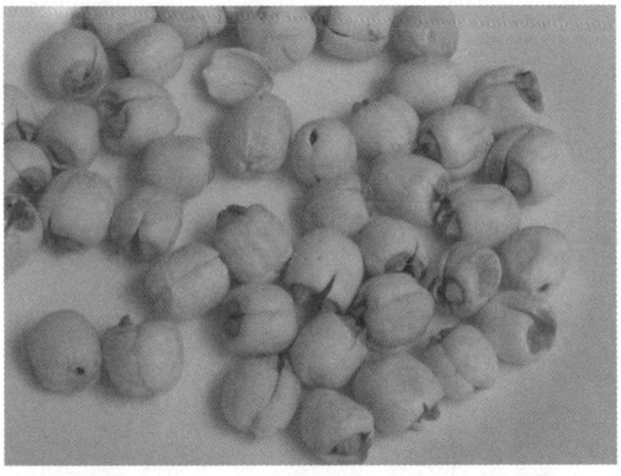

▲蓮子能補氣，有補脾止瀉，清心養神益腎的作用。

補益資生丸裡有健脾的白朮、茯苓、山藥，補氣的人參、蓮子，助消化的山楂、麥芽、神麴，祛溼的薏仁、澤瀉、藿香、黃連，各司其職，一味都不能少。

四種舌苔狀態，不同調脾胃方法

脾胃問題在臨床上很常見，除了導致胃痛、胃脹等一些症狀，甚至還會引發口臭等影響人際關係的問題。想正確的調理脾胃，應該先學會判斷自己的脾胃是否健康，關於這一點，我們完全可以透過舌苔的狀態來了解。

其實舌苔象徵胃氣，而胃氣就是俗稱的消化功能，脾胃有不適的症狀，首先體現在舌苔上。

比如，你昨天晚上吃火鍋，今天出現了牙齦腫痛或大便乾燥等問題，這時你的舌苔一定是黃厚苔——舌苔厚，中間發黃。如果中間由黃變黑，則是中醫講的胃火熾盛。如果辛辣食物吃過多，出現口臭或長期便祕，這個時候應吃素戒辣，吃生黃瓜、番茄或胡蘿蔔等蔬菜，也可以適當喝冷飲抵消胃內的火。

健康的舌苔是薄白苔，有舌苔就是有胃氣，就如一層薄薄的胃氣附著在舌體上面，這種情況也是胃氣正合適的時候。接下來，我介紹四種不正常的舌苔狀態，來教大家如何調理脾胃。

●無苔等於無胃氣

無苔——舌體上沒有舌苔。前文說過舌苔等於胃氣，所以沒有苔就等於沒有胃氣。沒有胃氣就表示脾胃虛弱，吃什麼東西都消化不了，吃一點東西就感覺飽，經常肚子脹。這種情況可以用多潘立酮（嗎丁啉）促進胃動力，助消化。西藥緩解症狀快，但要從根本上強壯脾胃，可以用參苓白朮丸或補中益氣丸調理，裡面含有補益的人參，還有可以健脾利溼的茯苓和白朮。

●黃厚苔：慢性溼熱長期侵襲易

黃厚苔，舌苔既厚又黃，而且質感厚膩。

有這種舌苔的女性多有嚴重的口氣，也就是口臭。人出現口臭，第一時間會透過嚼口香糖或噴口氣清新劑來掩蓋，但這些方法治標不治本。

我們首先要知道，有口臭並不一定代表這個人天生有口氣，或者是不注意個人衛生，其實這種情況是一種預警，由於長期的不良生活和飲食習慣，導致的胃腸積熱引發的症狀。

黃厚苔實際是長期受慢性溼熱侵襲形成的，這類人大多消谷善飢，意思是胃氣非常旺盛，也就是胃口很好，吃飯老覺得吃不飽，吃了沒一會兒就餓了。像這類人不僅會口臭，還會伴有口苦，容易肥胖。女性的話，帶下容易黃，味重，這都是吃太多肥甘厚味造成的。針對這類人，可以吃黃連清胃丸來治療，但最重要的還是要調整飲食習慣，少吃肉跟辣，舌苔慢慢會變成薄白苔。

● 熱極化火生黑苔

黑苔就是舌苔發黑，其實算是升級版的黃厚苔。有黑苔的人通常伴有小便黃、大便乾等症狀，表示胃火熾盛。像這種情況你需要吃一些涼性的藥，比如清熱地黃丸，要有便祕，也可以吃連翹敗毒丸或者搜風順氣丸，這些藥在清火的同時也可以通大便。大便一通，胃火就下去了，黑色的舌苔會慢慢變成黃厚苔，再慢慢變成薄白苔，這時候就恢復正常了。

● 舌苔有溝，多有胃炎

有的人的舌體中間會有一個溝，這種叫溝壑舌，有這種舌苔的人大多患有胃炎。這類人大多有反酸、胃灼熱的症狀，學名叫逆流性食道炎和胃炎，尤其是喝酒過多的人到醫院做檢查，會發現他的食管和胃的黏膜損傷較嚴重，這是胃黏膜被長時間摧殘而出現的損傷。

胃黏膜損傷會影響胃氣，也會表現在舌苔上，於是舌體中間出現一道明顯的溝。像這種情況只能靠養。怎麼養？我向大家介紹一個美味的方法——喝羊湯。

我有一個感情很好的朋友，他身高一百七十公分，體重八十五公斤，有典型的黃厚苔。他胃口非常好，消谷善飢又不運動，再加上不忌口，生冷辛辣都吃，整天胡亂吃喝。

結果在某天他突然吃不下東西了，還出現反酸和胃灼熱的症狀，稍吃一點硬的或油炸的食物，胃就很難受，這時候他的舌體中間出現一條深深的溝壑。最終，他被診斷為胃炎，有人說是由胃炎發展到萎縮性胃炎，就是現在人們提到的胃病中最嚴重的一種，甚至被稱為「癌前期病變」。

他生病以後，食量大減，半年裡，體重降到六十多公斤，之後見到他，我差點認不出來了。他吃了很多西藥，也沒什麼效果。後來有一個醫生告訴他：「你什麼也別吃，就喝羊湯。」他遵照醫囑，開始喝羊湯，羊雜、羊肉都行，一天喝兩頓，喝了半年，沒再吃藥，病就好了，體重逐漸回到八十五公斤。

羊湯為什麼這麼神奇呢？因為羊肉是溫性的，就是這個溫性在慢慢養護著胃。胃病需要用溫補的藥來慢慢調理，當然還要忌口，不吃辛辣和油炸食物。有兩種中成藥——溫胃舒和胃蘇顆粒也有這種溫補的效果，但藥不能像羊湯那樣可以長期服用，所以首推羊湯。

● 積食易致地圖舌

舌苔在舌體上一塊一塊的，就像地圖一樣，是積食的典型症狀。如果因為積食導致出現地圖舌，還伴隨腹脹、大便不通，不用吃藥，只吃幾顆生山楂，就解決問題了。有些人燉肉時，經常會放兩顆山楂，這麼一來，肉容易爛，其實這就是山楂的藥效。山楂可以消積化食，而且效果非常好。

說到舌診，不得不提的還有一個問題：齒痕和脾虛之間的關係。

我們經常會在網上看到這樣的言論：舌體有齒痕代表這個人脾虛。其實這種說法很不負責任，因為舌有齒痕不一定是脾虛。

雖然脾虛會在一定程度上，導致舌體上出現齒痕，但那應該建立在有消化不良症狀和舌診的前提下，才能說是脾虛。齒痕出現的原因有很多，如肥胖者舌體胖大，就會有齒痕，甚至很多偏瘦的人也可能有齒痕。

所以我們判斷一個人是否脾虛時，要先看舌苔，再了解他的消化情況，還有一個重要的依據，就是看他的排便情況。脾虛的人一定是大便溏泄，或者黏膩不爽。光以齒痕來斷定一個人是不是脾虛，其實沒什麼診斷意義。

關於脾胃，我講的內容足夠多了，也希望每位讀者能重視脾胃。說點遠的，不知道你一年在自己的臉上消費多少錢？估計很難說清吧。作為醫生，我不會因為自己的職業而厚此薄彼，隨意褒貶。說真心話，不管有錢沒錢，這個錢都不能省，誰都怕自己老得快，但老得快慢不是由多昂貴的化妝品來決定，而是看自己有沒有一個好的底子，也就是脾胃。

7 產後漏尿，根源在氣血

我曾遇到過一位女性病人，她來看病時，說自己老憋不住尿，有時一咳嗽就會尿褲子，沒辦法，平時只能墊漏尿護墊或穿紙尿褲，雖然解了一時之急，可是這麼做不但不方便，有時候還非常痛苦。

聽了她的狀況，我第一時間先確認她的泌尿系統有沒有感染，先為她做尿液常規檢查，確認尿裡有沒有血。當然，一定要避開月經期，因為月經血一定會讓尿裡帶有血，所以在生理期做尿液常規檢查，沒有任何診斷意義。然後再看尿裡面有沒有白血球或蛋白，結果顯示，她的指標都很正常。這說明她的情況不是感染引起的。

把脈是確認她病情的第二步，結果發現她的脈象是沉細脈，寸關尺（按：為中醫師把脈時按診症者兩手手腕寸口的位置。關，為手腕橈骨突起的位置；關之前為寸；關之後則為尺，見左頁圖）上中下三焦（按：為上焦、中焦、下焦的合稱，是中醫獨

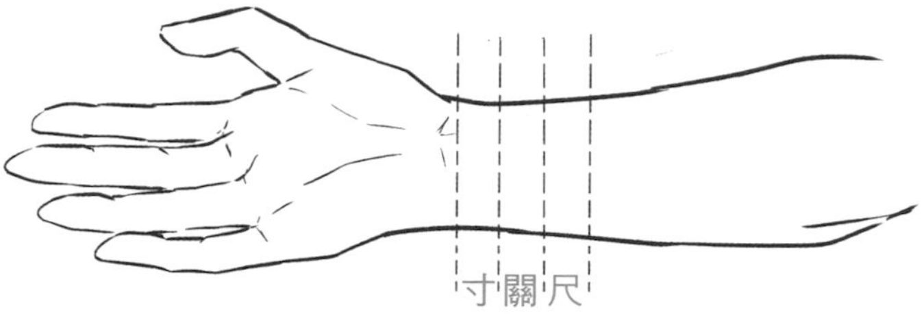

▲關，為手腕橈骨突起的位置；關之前為寸；關之後則為尺。醫師以手通過觸、摸、壓等動作，直接感應這些位置所帶出脈動。

有的抽象概念。主要生理功能，一是通行元氣，二是作為水液運行的道路）脈象皆沉細。沉細脈脈象表示氣血虧。一問才得知，她因為跟家人生氣，已經有三天沒好好吃飯、睡覺了，所以身體特別虛。

我讓她先吃一盒百補增力丸，吃完這一盒藥後，再吃一盒金匱腎氣丸，這些藥都是一天兩次，早晚吃。吃百補增力丸的同時，我讓她上午十點和下午四點或五點時，用車前草和白茅根各五克泡茶喝。連續喝四、五天後，她的病差不多痊癒了，從減輕到完全好，也才過了幾天。因為還有一盒金匱腎氣丸沒有吃，她問我還吃不吃，我說當然要吃，治病就要治根，一定要澈底治好。

剛開始她來問診時，以為自己得了急性的

尿路感染，就想輸液治療（按：指經靜脈直接輸注水分、營養物或藥物，以維持生命），她在此之前也吃了幾天的三金片和氧氟沙星膠囊，因為沒有什麼效果，才來找我看病。

為什麼她吃了那些藥卻沒效？因為她的病是急和氣導致的，著急和生氣對人的健康影響很大。

肝氣可以犯胃，先影響胃口，讓人不想吃飯，也不愛吃飯。不吃飯，氣血生化就沒有來源，再加上她的身體本來就不太好，又不喝水，溼熱流注於下焦胞宮，導致膀胱氣化不利；氣血虛也引起腎陽虛，我們講腎陽司二便，腎陽對大便和小便起到固澀作用（按：將某功能或物質收回來，也就是阻止身體不正常的排出），憋不住尿就是腎陽虛。

除此之外，腰痠、後腰部冷痛、手腳冰涼、失眠乏力，這些症狀都是腎陽虛所致。時間長了，肛門周圍的括約肌也會鬆弛，甚至還會出現大便也不固、脫肛等中氣下陷的症狀。

她的病根在氣血，所以關鍵是補氣血。看到這裡，或許有人問：「她因為著急、生氣，肝氣不舒引起問題，為什麼不先疏肝氣？」

人在著急、生氣過後，一般來說，心情在兩、三天後會緩和下來，如果這時候沒有脅脹、口苦等肝氣不舒的症狀，沒有肝脈弦，就不用吃舒肝丸，所以應該先解決氣血虧的問題。

百補增力丸能補氣血、補虛，其成分有人參、當歸、黃耆等補氣、補血的藥，人吃補藥，很快就有精氣神，只有強有力的氣血支撐，臟器的固澀功能才能正常。我們聽說過久病體虛或突發急病等具有亡陽症狀（按：由於大汗不止、吐瀉過劇，或其它原因耗傷陽氣，以致陽氣突然衰竭）的人，先會大小便失禁，就是這個道理。

補了氣血，為什麼我還要讓她吃金匱腎氣丸呢？

因為金匱腎氣丸專門補腎陽，腎陽如同西醫說的腎功能。腎主管大小便，這個病人如果以前沒有腎陽虛，單憑一股氣或耗一傷點氣血，不至於出現小便不固的症狀。她的根源還在於腎氣不足，腎陽就虛，所以治病一定要追溯其根源，才能把病徹底調治好。金匱腎氣丸裡有吳茱萸、桂枝、山藥、牛膝、附子之類溫補的藥，可以溫腎助陽，化氣行水。

說到溫腎助陽的中藥丸，有病人問我：「腎氣丸好像還有金匱腎氣丸和濟生腎氣丸，它們的功效一樣嗎？」

這兩種腎氣丸功效都一樣，藥的成分和藥效其實也一樣，只是叫法不同。除此之外，還有一種補腎陽藥效更強的中成藥，叫右歸丸。這個藥能補腎陽和腎精，專治那些腎陽虛日久、腎精虧損引起的男女性不孕不育、陽痿、早洩、宮寒、性冷淡等嚴重的命門火衰的症狀。因這個藥除了有上述的成分之外，還含有肉桂、菟絲子、鹿角膠、枸杞、杜仲之類的壯陽補腎的藥。

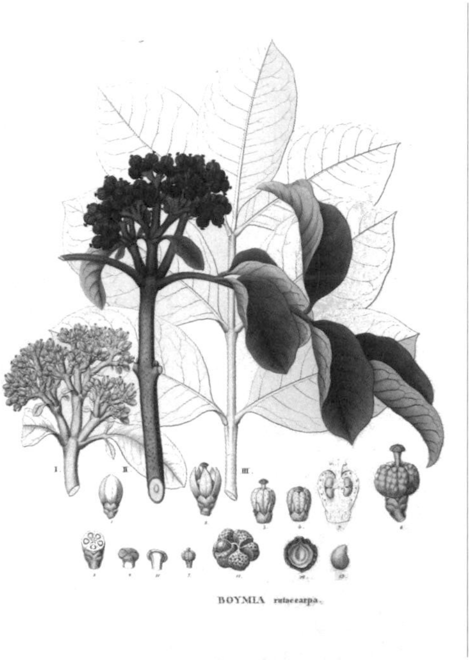

▲吳茱萸的果實常用為中藥。能散熱、止痛、降逆止嘔。

有人可能會說：「那用百補增力丸和金匱腎氣丸治病不就行了，為什麼還要用白茅根和車前草泡茶喝？」

因為這位患者之前喝水少，導致下焦溼熱重，而白茅根和車前草這兩種藥，能清利下焦溼熱。一種藥五克，兩種藥共十克，早上十點和下午四點、五點當茶喝，跟前

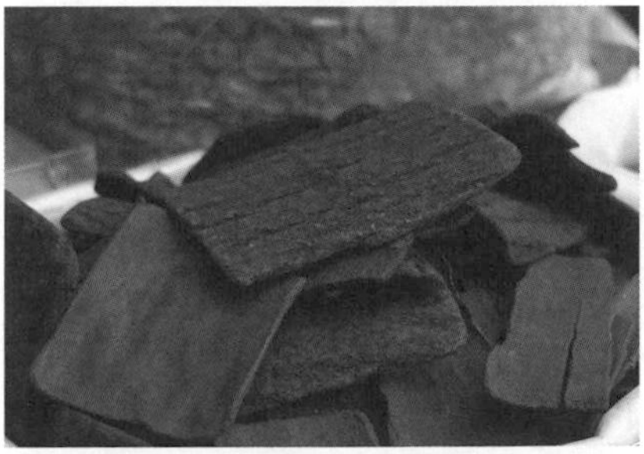

▲杜仲具有降血壓、血脂、血糖；還能抗腫瘤、抗菌、抗氧化、抗骨質疏鬆、保肝、護腎等藥理作用。

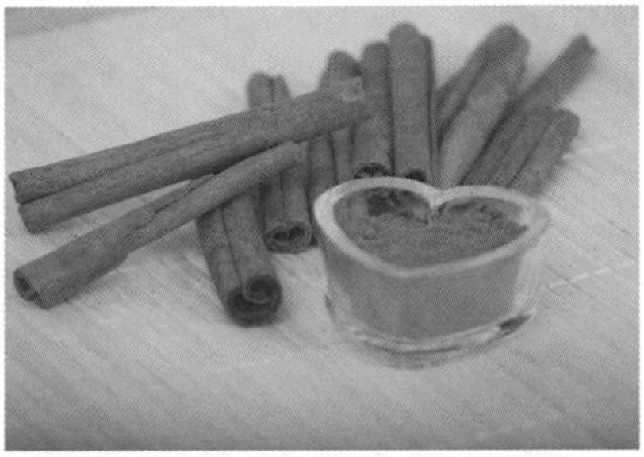

▲肉桂又被稱作官桂、桂心等，性溫、辛散，是很好的祛寒藥食，能壯陽補腎。

面的藥丸間隔了至少兩個小時。這樣兩種藥各司其職，互不衝突，就如同車前草和白茅根打前鋒，百補增力丸和金匱腎氣丸督後陣。

出現急性泌尿系統感染或尿路感染症狀時，不要馬上吃藥，而是先分清症狀。

如果是感染引起的，會出現尿急、尿頻、尿痛，就是那種總想尿尿又尿不盡的感覺，這種情況大多是急性感染引起的，而且尿液常規檢查的結果也常會有紅血球、白血球、蛋白等這些指標不正常。如果是這種情況，需要去看醫生，醫生也會根據情況酌情給你用抗菌藥治療。

尿液常規裡的小常識

我們去醫院看病，常常會被要求做尿檢、尿液常規檢查。做尿檢最好用晨尿，還得要用中段尿，這樣測出來的結果才最準。

但像那種急性泌尿系統感染，即便不用晨尿也很容易能查出來，這類疾病的患者的尿液常規裡紅血球和白血球，大多有兩個到三個加號（按：加號〔＋〕在試驗檢查中，通常指陽性，表示疾病或體內生理變化有一定的結果，如女性做尿妊娠試驗的結果為＋，就表示懷孕。此外，有時加號多寡，也能表示疾病發展的嚴重程度），甚至還會有蛋白質。紅血球分為單純的紅血球和紅血球管型，紅血球管型就是脫落的腎小管，再加上蛋白尿，就可以診斷為腎炎或腎盂腎炎，說明感染日久，累及腎臟功能。

如果已經到了這種地步，就要結合檢查一下腎功能，如果腎功能裡面尿素氮和肌酐等指標都不正常，一定要及時就醫。

8 血熱，讓妳從少女變大媽

我們對血熱一詞並不陌生。那麼，你怎麼定義血熱？我曾問很多患者朋友這個問題，她們說：「血熱就是上火，如果上火了，可以吃瀉火的藥來退火。」

臉上疙瘩不斷，可能是血熱惹的禍

這麼說也有些道理，但其實並沒有這麼簡單。血熱上擾頭面，說白一點，當血熱妄行，臉上會生毒、生疹、生瘡；血熱下行，則月經不調。

先說頭和臉上。針眼（瞼腺炎的俗稱），說白了就是上下眼皮上長膿包。

人的頭面上有七個孔：雙眼、兩耳、口以及鼻孔。

血熱上擾頭面、長針眼的同時，也可能會影響到鼻子，出現鼻腔黏膜充血，甚至鼻出血；影響到嘴巴內，可能會引起急性咽喉炎或急性扁桃腺炎；影響到耳朵，會引起耳鳴，也可能會引起鼓膜充血，還可能會引起中耳炎，導致耳道內流出膿性的分泌物。血熱上擾頭面，會引起這麼多病，真是不可思議。

其實**引起血熱的主要原因，是吃辣和甜食太多，而喝水太少**。有人說自己不愛喝水或忙到沒時間喝水，甚至有人覺得水太淡沒有味，不好喝，所以改成喝飲料。

現在有很多人愛吃甜食，尤其愛吃奶油蛋糕等高熱量的食物，偏偏自己身為上班族，得一天到晚坐在電腦前處理案件。早上開車上班，晚上開車下班，活動最多也就走兩百步，不但沒消耗吃進去的熱量，還堆積在體內。很多女性在上班前是窈窕淑女，上班後沒幾年就成了大媽。

血熱跟辣總有扯不斷的關係，辣能增進食慾，但增進食慾的同時也給身體帶來火。我們都愛吃火鍋，火鍋和牛羊肉是絕配，牛羊肉都是溫補的，辣加上溫補，就會生熱，引起體內血熱。

如果愛吃火鍋，也愛運動，可以透過出汗，能把這些多餘的熱代謝出去。以成都和重慶來說，當地人愛吃辣，而這裡潮溼和溫熱的氣候，可以張開皮膚的毛竅，出汗自然會多。出汗多了，血熱就會途徑能代謝。此外，辣也能除溼。但北方乾燥，一天到晚都需要補水或利用敷面膜保溼，皮膚乾再加上吃辣，上火便成了家常便飯。

我在北方行醫時，經常有病人來找我看病，問：「我的頭皮上怎麼老長那些膿包疙瘩之類的？煩死了，為什麼好不了？」

我問她三個問題。

我：「妳喝酒嗎？」

她：「喝。」

我：「妳吃辣嗎？」

她：「吃。」

我：「妳運動嗎？」

她：「幾乎不運動。」

我跟她說：「這就跟治感冒一樣，你說，我能治得你一輩子不再感冒嗎？」她想了想，說：「不可能。」

我接著說：「妳能明白這個道理就好。頭上長疙瘩、長痘就跟感冒一樣，我可以給妳開一清膠囊或連翹敗毒丸等能瀉火解毒的藥，然後也可以再加點消炎藥，如克拉黴素等，來治毛囊炎，吃藥三天差不多就能控制狀況。同時，你要戒辣，多喝水，多運動，堅持一個星期，病就能好。

「但一個星期後，若好了傷疤，忘了痛，又回到原來的生活和飲食習慣，這些狀況只會反覆發作。我只能說可以徹底治好病的人是你自己，不改變生活和飲食習慣，一切都是白費力氣。」

應該怎麼治針眼？

如前所述，針眼也是不良的飲食和生活習慣造成的。有很多病人反覆找我看這種小毛病，他們說一年會長針眼好幾次，左眼的針眼才消下去，右眼又長，治好再犯，犯了再治。其實會這樣，是因為他們管不住嘴，也不想動。吃了辛辣食品、奶油蛋糕，甚至是鹹菜等能快速打開味蕾的食物，享受一時快樂，但也付出了代價。

我不是要讓大家學苦行僧，每餐都吃粗茶淡飯。前述提到的這些食物，可以吃，但要適當吃。不過，如果你生活在較乾燥的地方，更需要透過運動，代謝掉過剩的熱量，避免它堆積在體內，轉化成血熱，繼而轉化成熱量，最後變成過多的脂肪，還讓你長針眼、出現毛囊炎、起癤腫，長成水桶腰。

一定要記住，血熱除了導致你生病，還會讓你變醜。

針眼的調治方法

若針眼長在上下眼皮的邊緣、睫毛處，也就是比較表淺，而非在皮下形成很硬的囊性腫，一般來說，這種針眼長幾天會出膿。長出膿時，只要輕輕用針尖挑一下，讓膿排出，然後用生理鹽水反覆將眼內外沖洗乾淨。

白天可以用消炎眼藥水，例如氧氟沙星或妥布黴素等，滴一、兩次即可；晚上可以用眼藥膏，如將金黴素眼膏抹到傷口處，經過一晚上，能充分的吸收藥，效果非常好。

這是自己處理針眼的外用方法。我們常說治病必須治根，治根就要調內。如果針眼好了，但你仍有便祕、小便黃，甚至出現鼻出血或耳道內的鼓膜充血等症狀，則表示還沒有清除內熱。這時你可以口服清熱瀉火的中成藥，比如連翹敗毒丸、一清軟膠囊等清熱解毒的藥。吃藥治好這些症狀後，你的體質就能改變過來，治根病症。

9 血熱升級版，小心血燥燒身

血燥可以理解成血熱，但仍跟血熱有些區別。簡單的說，血燥是血熱的升級版。當人體受溼熱邪氣侵犯後，無法及時清除，時間一長，血熱內蘊或熱毒蓄久，得不到疏泄，就會耗傷體內津液，引起血燥。

舉例來說，農村有一些柴火垛，下雨時柴火垛被淋溼了，雨過天晴後，你會發現柴火垛在冒煙，手伸進去還能感覺熱氣。其原理就是溼氣被堵在柴火垛裡，揮發不出去，於是生熱了。

中醫認為，陰液泛指體內一切富有營養的液體。身體內的血液、汗液、精液、唾沫等都是陰液。要是體內陰液不足，就像失去了灌溉的土地。這時，臟腑、孔竅（如眼、耳、鼻等）還有皮膚，皆失去滋潤，於是產生一系列乾燥失潤的症狀，比如眼乾、皮膚乾、便祕、腎虛等。

在中醫體質學上，身體缺水，被稱為陰虛體質。陰虛體質主要是指體內津、液、精、血等陰液虧少。

陰虛體質的人一般偏瘦，平時容易口燥咽乾，愛喝水，甚至有的鼻腔乾燥出血，特別是在秋季；還會表現出手心和腳心發燒、舌尖或舌苔偏紅、性格比較急躁等症狀。這些都是陰虛內熱生燥的表現。瘦人多陰虛，滋潤腸道的津液少，這也是為什麼瘦人更容易便祕。

我曾遇到一位三十多歲的女性患者，她說老感覺自己很乾，眼睛乾、鼻子乾、嘴乾、皮膚乾等，不論喝了多少水，都不覺得解渴，甚至要時不時用溼毛巾捂著鼻子，才能緩解鼻腔內的乾燥；月經期間也很痛苦。

有很多女性生理期來臨前，都有徵兆，即心情很煩躁，很難控制情緒，看什麼都不順眼，總愛發脾氣，而且還會感覺頭痛。而她除了上述表現，來月經前還會鼻出血，這就是傷熱血燥的緣故。

陰虛血燥對女性產生很大的傷害，熱會使女性的月經過多、解小便痛，在孕期，會引起子癇；在哺乳期，則易生褥瘡和陰瘡。

月經時，心煩、愛發脾氣、頭痛，是熱擾神明，也就是清明之府（按：即大腦），想像一下，火苗炎炎向上，人體的最高位就是頭顱，所以說血燥傷熱時，頭反應最強烈，牙齦、鼻腔裡的毛細血管很脆弱，被熱一煎烤，最易破裂出血，於是形成中醫所說的鼻衄（按：鼻出血）、齒衄（按：牙齦出血）和吐衄（按：吐血）。

其實熱邪和寒邪一樣，都會挑人身體最弱時乘虛而入。女性體虛有三個關鍵時候：月經、懷孕、哺乳期。

正值經期時，吃辛辣刺激性的東西過多，久處高溫傷熱，會導致月經量多，經期由原來的四、五天，延長至七、八天或者是十幾天。

懷孕時，總怕著涼，穿得太多，使勁的補，生怕生下來的孩子營養不夠，結果攝入過多高熱量的食物。此外，別忘了，懷孕時你熱，孩子也同樣會熱，而且會因熱而生子煩、子癇、子滿（按：妊娠五、六月，腹大異常，胎間有水氣，胸膈脹滿）。

本來胎兒有三至三．五公斤即可，結果有的孕婦因營養過剩、活動過少而致胎肥，胎兒可能達四至四．五公斤；本來可以順產，但因孩子過大只能剖腹生產。生下來四．五公斤的孩子，雖然看著心歡，不一定就健康，不僅如此，孩子生下來後，也會體熱毒盛，易生溼疹或毒瘡。這也是陰虛體質形成的第一個原因——先天造成。

陰虛體質的形成主要有兩個原因，一是天生的，如前文提到的孕期不注意控制飲食，自己過了癮，苦了孩子，而且可能還會對孩子造成一生的影響；二是後天不注意調理，過度勞累或者性生活頻繁，縱欲耗精，慢慢消耗掉了陰液。女人的一生要經歷月經、生育、哺乳等重要階段，這些過程都會消耗掉體內的血液，以血為基礎的陰液不斷被消耗，久而久之，女人就容易陰虛。

因此，我們在最初傷熱時就要注意。怎麼注意呢？接下來，我告訴大家一個自檢的方法。

避免自己被燒乾，吃鴨肉跟桑葚

女性剛開始傷熱，和傷溼、寒一樣會體現在舌苔上。傷熱時，開始會苔少而紅，甚至是整個舌體通紅，如果沒有即時防治傷熱，就會使熱入臟腑，舌苔也會由紅變黑。這就像我們煮飯的時候忘記關火，最後直到把鍋燒乾、燒糊，留下的全是黑渣。

女性傷熱時，要結合舌苔、大小便、月經、頭痛等一些外感熱病的症狀，及早的防患於未然。要知道，清熱的藥有金銀花、大青葉、板藍根、蒲公英、菊花等，效果好又廉價，不用花太多費用就能買到一堆，時間充裕時就用來煎湯；沒時間就泡茶，及早的趕走熱，不要讓這原本的星星之火燒盡我們整個草原。

我向大家推薦兩款調理陰虛體質的食材。

鴨肉是陰虛體質人的首選。在中醫看來，鴨子吃的食物多為水裡面的生物，而且經常在水裡游，所以鴨肉較甘甜、偏寒。《本草綱日》記載：鴨肉能大補虛勞，最消毒熱。燥熱體質的人每週可以燉鴨子吃。

桑葚滋陰補血的功能非常好，最能補肝腎之陰，肝腎虛的人可以吃。《本草經疏》提到：桑葚「為涼血補血益陰之藥」，還說「消渴由於內熱，津液不足，生津故止渴，五臟皆屬陰，益陰故利五臟。」意思就是老覺得口乾、口渴，一般是因內熱多和津液少，桑葚能生津止渴，益於五臟六腑。尤其是腎陰虛體質之人出現口渴、看不清東西、耳鳴時，最適合吃。大家可以買桑葚乾，日常泡水喝。

滋陰還有很重要的一點，就是不要熬夜。熬夜等於消耗陰液，當你不斷的消耗陰液，自然會出現陰虛。時間一久，慢慢就會變成陰虛體質。

10 年紀輕卻老忘東忘西，因爲血瘀了

血瘀體質的人較健忘、記憶力差。這類患者經常反應，剛做完的事、說過的話，過了一會兒就什麼都不記得了；或記不起隨手放的東西放在哪裡。有些患者以為是自己年紀大，所以記憶力下降，於是拚命吃很多加強記憶力的補品，結果發現毫無改善。這就屬於不清楚自己的體質，亂吃。

血瘀，身體會給提示

血瘀體質不僅僅是健忘這麼簡單，腦梗、冠心病、高血壓最容易出在這類體質的人身上，大家要特別的注意身體狀況。現在我要告訴大家如何辨別血瘀體質。

最具特徵的表現是皮膚。屬血瘀體質的人平時臉色晦暗、不紅潤，嘴唇暗淡，皮

膚顏色偏暗或有一些色素沉澱，膚質乾燥，臉上容易長瘀斑，擦再好的護膚品都沒用。女性最常見的表現還有痛經，經血呈現紫黑色，夾雜著血塊，甚至過早閉經。

一般來說，這類人的性格內向、容易壓抑煩躁、忘事。判斷血瘀的一個簡單方法是看舌頭，舌質顏色暗，還有瘀點，或者為一塊塊的片狀瘀斑，舌下靜脈曲張，增粗，顏色紫暗。具有以上舌體的人，基本就可以判斷是血瘀體質了。

我之前曾遇到一位四十多歲的女患者，做會計，工作一直做得不錯。她在某天找我來看病，說自己最近老忘事，剛做過的事，轉眼就忘了，懷疑自己是不是年紀大了，有痴呆。我看了她的臉色，眼眶發黑，兩頰毛細血管擴張，舌下青紫一片。看到這裡，她又說，若自己不小心撞到，皮膚立刻瘀青一片，很長時間都消不下去。其實，這就是非常典型的血瘀體質，而且血瘀阻滯在腦部了。

氣滯、受寒、血熱，最易致血瘀

了解血瘀體質的形成原因，對於預防尤為重要。

血瘀體質的形成，主要原因有三個。

一，氣滯導致。人的血液運行靠氣推動，氣行則血行，氣滯則血瘀。我們平時常說的氣滯血瘀，就是指氣不通暢，血液流通也不通暢。

那些動不動就生氣、鬱鬱寡歡的人，長期氣鬱結，所以推不動血液運行，結果血液就黏在血管壁上，最開始只有一點，時間長了，像淤泥一樣越積越多，進而形成瘀血，阻塞血管。

二，寒導致。水在寒冷的冬天會結成冰，血液也一樣，寒凝則血瘀。血液只有在正常體溫下才能運行，如果身體處於寒冷的環境中或某種寒冷的狀態，血液的運行就會變得緩慢，再加上血管收縮，會進一步加重這種情況。這就是為什麼心肌梗塞、腦梗塞的病人，在冬季發病率和死亡率較高，提醒大家，在冬天不要為了美穿得太少，也要少喝冷飲。

三，血熱也會形成血瘀。血液在身體裡屬於陰津。而中醫說熱傷津，體內的津液少了，血液也會濃縮變稠。當體內積累過多熱量，會灼傷津液，危害血液。我發現來看病的人中，體熱偏瘦的人抽出來的血，顏色通常偏暗紅、偏黑，而且很稠。

知道氣滯、寒冷、血熱，是導致血瘀的三個重要原因後，在生活中就要多注意。

吃山楂、按摩神闕穴，擺脫血瘀

調理血瘀體質，可以從食療、運動、按摩穴位等三方面予以注意。

先說食療。血瘀體質的人要多吃一些行氣活血的食物，如山楂、玫瑰花，這兩樣食材能活血散結、行氣、疏肝解鬱，平時可以拿來泡水喝。而醋、黑豆、油菜等能活血化瘀，也可以多吃，除此之外，還要少吃肥肉等油膩的東西。

山楂和黑豆較常見，比較方便取得。

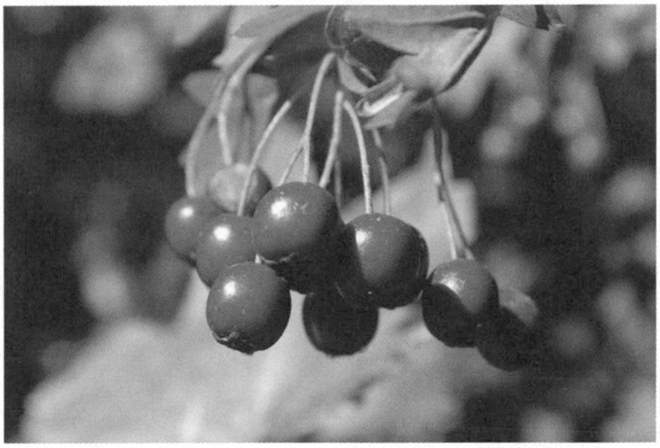

▲山楂可以消積化食，具有顯著的擴張血管及降壓的作用，所以能活血化瘀，軟化血管，減少血栓形成。

對血瘀體質的人來說，山楂是首選。因為山楂除了能消食健胃外，因有三萜類及黃酮類等藥物成分，具有顯著的擴張血管及降壓的作用，所以能活血化瘀，軟化血管，減少血栓形成。

山楂的吃法非常多，我們可以用五百克鮮山楂、五十克桃仁（按：桃或山桃的成熟種子），以及一百克蜂蜜，製成山楂桃仁。而桃仁也具活血化瘀作用，山楂配桃仁，更加強化瘀。或自己做山楂湯，準備六十克山楂，打碎，加水煎湯，再加一點紅糖調味，活血行氣的效果非常好。

但要注意，山楂不能空腹吃，因為它含有大量的有機酸、果酸等，若空腹食用，會使胃酸猛增，對胃黏膜造成不良的刺激，會引起胃脹反酸。另外，也不能生吃山楂，當生山楂裡的鞣酸和胃酸結合，容易形成胃結石，所以最好煮熟山楂再吃。

接下來向大家介紹黑豆川芎粥。做法很簡單，將十克川芎用紗布包起來，再和二十五克黑豆、五十克蓬萊米一起煮熟就可以了。黑豆中所含的不飽和脂肪酸，可促進膽固醇的代謝、降低血脂，預防心血管疾病，而川芎能活血化瘀，藥效又不像紅花一樣過猛。

血瘀體質的人，由於經絡氣血運行不暢，運動必不可少，可以說運動是血瘀體質患者最簡便、最廉價的調理方法。不過，由於這類人心血管機能較弱，所以不宜做強度大、負荷大的體育鍛鍊，應採用負荷中小、次數多的鍛鍊。我比較推薦步行健身法，每天走一萬多步，能促進全身氣血運行，振奮陽氣。

此外，人體中具有活血化瘀作用的穴位很多，像神闕穴、太衝穴等，能透過按摩這些穴位來調理血瘀。

神闕穴位於肚臍窩正中間，是人體最隱祕、最關鍵的要害穴竅。血瘀體質的人可以經常按揉這個穴位，有助於恢復心肺功能。每晚睡前空腹，將雙手搓熱，左手在下，右手在上，疊放於肚臍，順時針揉轉，每次揉十分鐘即可。

太衝穴又稱為消氣穴，在第一和第二個腳趾結合之間的凹陷處，生氣後按這個穴位，能消氣，可緩解因生氣引起的一些疾病。血瘀體質偏於氣滯的人，可以按摩這個穴位。每天按摩兩次，每次按摩十五分鐘。

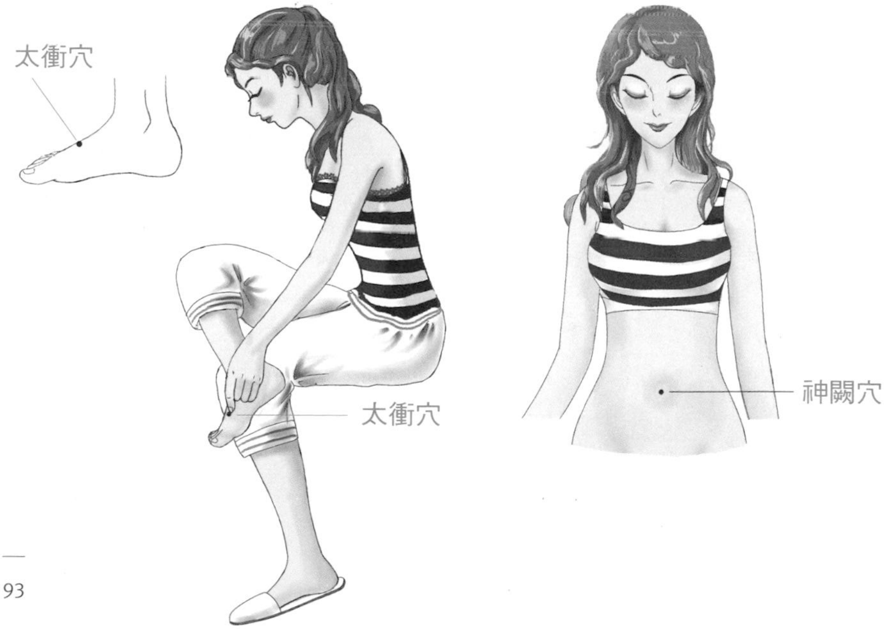

11 有帶下病者，不能服用阿膠

現在有很多女性喜歡吃阿膠（按：驢皮煎煮濃縮後的固體動物膠）補血，各種製劑的阿膠都有，因此阿膠價格也是一路飛漲。

常有女性病人來找我看病，說最近自己總是便祕，本來每天排便一次，現在要兩、三天才大一次，還很乾。

還有病人說最近臉上老長痘痘，尤其是嘴周邊一圈的位置，反覆長。因看著不像粉刺，所以有的醫生認為是毛囊炎。

也有患者表示，自己最近總是口氣重、動不動發脾氣、上火，有時還煩躁不安。

還有一部分患者表示，最近臉和頭上的油脂分泌特別旺盛，用控油的化妝品也沒用，到下午用紙巾往臉上一擦，皮下冒出的油都能把紙巾浸透。

以上這些都是一些說大不大、說小不小的症狀，到底是什麼原因造成的？

問診後才得知，這些人有一個共同點：亂吃阿膠，把阿膠當成補品，認為多多益善。她們吃阿膠時，除了有上述的症狀外，還有另一個最重要的表現——這些人大多伴有月經不正常，有人月經提前一個星期，也有人越補月經量少，越少越覺得補得還不夠，結果進入惡性循環。

再往下深究原因，其實，歸根結底一句話，都是體質造成的。接下來，我們用兩個案例舉證，聽完這兩個案例，相信大部分人都會覺得這是在說自己。

某位三十歲女性患者，未婚，身高一百六十公分，體重五十四公斤，胖瘦適中，還有馬甲線。如果你剛好符合以上標準，相信你非常滿意自己的體形。但由於工作因素，她需要上夜班，熬夜可說是常事；她愛喝飲料，幾乎不喝水；因為上夜班，變得習慣吃零食；零食吃多了，又怕長肉，所以幾乎每天只吃一頓正餐……她感覺最近自己的月經量少了，因此猜測自己一定虛了，所以需要補血，她只知道吃阿膠可以補血，所以買了阿膠吃。結果，非但沒補好，還出現一些症狀，比如長痘、月經量反而更少、心煩等。

再舉一個案例，四十歲的女性患者，育有兩個孩子，最小的孩子三歲。她的月經量偏少，月經剛來的前兩天量還行，但到第三天就差不多沒了，最多四天就能澈底清乾淨。

而月經還不是讓她最煩心的事，讓她最煩心的是帶下病。她做過多次陰道分泌物常規檢查，細菌性陰道炎、黴菌性陰道炎、黴漿菌和衣原體感染、盆腔炎等，她幾乎都得過。往往治好細菌性陰道炎，卻因用過多消炎藥，結果出現黴菌性陰道炎。於是她準備各種栓劑和洗液，想趕快把病治好，但結果是病症反反覆覆出現。

她參加一些講座，聽醫生說：「正氣存內，邪不可干。」她想，吃補藥就是強正氣，正氣足了，這些煩惱的病就沒有了。於是她也吃阿膠，一吃阿膠，讓她的帶下病更不正常了，原來帶下還沒有味，現在帶下反倒開始有一股腥臭味，最後補得月經也不正常了，甚至還出現了煩躁不安等其他症狀。

我們先說第一種情況，第一位三十歲的女性，由於不良的生活和飲食習慣，造成她體內熱盛。她這種情況本身就不宜補，補會助熱生火，火上行頭面部就會長痘。火還會耗傷氣血津液，就像鍋裡燒的開水，越加熱，水就蒸發越多。月經也是氣血津液的一部分，所以越吃阿膠，月經量變得越少。

這類型的女性應先戒掉零食、飲料等高熱量的食物，多喝水，另外再加上適當的運動，每週堅持四、五次，這種瀉體內熱、改變體質的方法，效果比吃藥還快。如果你要選擇用藥，可以吃加味逍遙丸。逍遙丸裡有丹皮、梔子等清熱調經的藥，可以快速調理經血和體質，但吃藥歸吃藥，忌口、運動、多喝水才是關鍵。

第二個例子中的女性，最困擾她的問題是帶下病。

女性在排卵期，也就是月經週期中間那十來天，有帶下排出，有時候可能還會摻雜少量的血，這時的帶下清淡無異味、津津而潤，這很正常。

但該女性的帶下病就是溼熱下注，流注於下焦胞宮所致，胞宮溼熱，像一些陰道病、盆腔病都會體現出來。當然，這裡面還有更嚴重的急性子宮頸糜爛，這些病已經超出調的範疇，應該及時去醫院就醫。

像這種情況，須忌口油膩的高熱量食物，如肉、奶油蛋糕等。這類患者同樣該運動、喝水，當你真正體會到喝水、運動的好處時，你會愛上它。

當然，她在停掉阿膠的同時，可以吃烏雞白鳳丸，這是一種可以除溼化帶的藥丸，血糖高的人可以吃水丸，血糖正常的人可以吃大蜜丸（蜂蜜黏合的藥丸），效果更快，可以連續吃兩到三盒，吃一段時間體質就會恢復，帶下也不再那麼煩人。

阿膠並不適合每個女性吃，若不清楚自己的體質，就胡亂進補阿膠，不但沒效，反而越吃病情越加重，比如體內熱盛的人和有帶下問題的女性，都不適合吃。

12 補血也要看體質：怎麼補血不上火？

吃補血藥也要看體質，因為補血的藥通常含有補氣兼補血的成分，比如人參、黨參、黃耆、當歸、川芎等，這類藥的藥性都是溫性，我通常說溫補，溫就是可以起到補益的作用。吃溫藥就會生熱，熱就是上火。

為治血虛喝藥酒，反因熱毒生癤

我給大家講一個病例，一個三十多歲的女病人，腰上長了一個直徑約七、八公分的大癤子。有癤子，說明體內一定有熱毒；有熱毒，就意味著有不良的飲食習慣。最後我透過了解，才知道她的病因在哪裡。

她身高一百六十公分，體重約七十五公斤。有貧血，一直無法懷孕。平時手腳冰涼，以前看病時，醫生說她虛胖，她想要孩子，但因血虛宮寒，所以不孕多年。有人給了她一個偏方，讓她用鎖陽、當歸和枸杞泡酒喝，每天早晚各喝一次，每次喝一兩多。喝了二十多天，雖然減輕手腳冰涼的症狀，但她感覺頭總是昏昏沉沉的，還時不時耳鳴，就像蟬鳴一樣。有一天晚上睡覺時，覺得腰部位置脹痛，一摸才知道長了特別大的癤子。

酒性辛熱，中藥通常用酒當藥引子，可以引經入藥，以助藥性。偏方裡的鎖陽是壯陽藥，屬辛熱；當歸性溫、味辛；只有枸杞性平，味微發甜。用這個方子泡酒喝，鎖陽是君藥，起主要作用；當歸補血，是臣藥；枸杞的藥性完全被這些溫補的藥和辛熱的酒掩蓋，連個配角都不算。

用這個方法治療陽痿還可以，但也有一個很關鍵的地方：如果患者本來就便祕，四、五天排便一次，就不能喝這個藥酒。便祕者，腸道積熱，日久生毒，再用這些辛熱的藥在後燒火，這些火就會形成熱毒。熱毒總要找一個地方發出來，於最終產出是癤子。而頭昏、耳鳴，甚至是牙齦腫痛或牙齦出血，只是熱毒的一個幫襯。

我告訴她，馬上停止喝這個藥酒，針對腰上的癤子，我給她開了一個外用的夫西地酸乳膏，讓她大量喝水，少吃鹽、甜食。且吃東西一定要清淡，羊肉、火鍋一律不能吃，也不能喝紅酒、白酒，另外還要適當做有氧運動讓身體出汗，出汗時要及時補充水分。

她照我說的做，經過兩天，耳鳴好了，頭也不昏沉，而且每天大便一次，這是該女性以前從來沒有過的。最主要的是，她原本做好心理準備，要切開這麼大的瘤腫，然後打點滴。沒想到用我說的方法，過了六、七天，瘤腫竟神奇的消下去。

她說，經過這次的經驗，她長記性了，再也不亂用偏方。

後來我給這位女性吃專門補腎陽和腎精的五子衍宗丸，效果非常好。因為五子衍宗丸在補腎陽的同時，也可以補腎精。腎精充足，精就可以生氣血。但補血是一個相對緩慢的過程，因為貧血不是一天造成的，也不是一朝一夕就能補上去的，一定要耐住性子慢慢來。

辨清體質，補益吃藥有講究

吃補益氣血的藥前，一定要先了解自己的體質。

如果你有便祕，或本身就牙痛、牙齦腫、牙出血、火氣上擾、耳鳴、頭昏、煩躁等症狀，甚至身體的某個部位長瘤腫，諸如此類的情況，不要吃補藥，也不要有這個念頭。

如果你本身大便次數偏多，這說明你的脾胃功能比較弱。你可以吃以下幾種藥：百補增力丸、阿膠補血顆粒、十全大補丸、補中益氣丸、內補養榮丸、人參養榮丸等，按說明書服用就行，我就不一一列舉了。

在吃這些補藥時，一定要看清說明書，嚴格掌握用藥的量。我接觸過很多病人，覺得藥量加倍，效果就好，補得就快，這個觀念簡直大錯特錯。無論任何藥，在用藥的量上，臨床上都做過嚴格的考究定量，永遠要記住一句話：「加大藥量，只能增加藥物對身體的副作用，不能增加治療效果。」

而補益藥的副作用，就是上火，讓你熱毒積聚成瘤腫。除了不能擅自增加藥量外，還要看清上面的禁忌。有很多病人說，說明書上面的很多禁忌，都不懂什麼意思，我現在就明確的告訴你，禁忌就是我所說的這些內容。如果你在吃這些藥時，出現前述的症狀，表示補得太過了，須立刻停藥。

如果你在任何補藥裡看到這些成分：**肉桂、鹿角、紫河車、附子等，吃的時候一定要警惕，因為這些都易生熱。**

那麼，有沒有吃補藥不上火的方法呢？

我給病人開補藥時，會告訴她，要多喝水，每天至少喝兩千毫升，也就是一般四瓶礦泉水的量，而且一定是白開水。要少鹽，少麵食，不能喝酒跟任何碳酸含糖飲料，也不能吃羊肉、火鍋。適當的做有氧運動，有氧運動中最好、最省錢的辦法就是快走，每天至少要一萬步。

吃補藥時，少鹽可以打開毛竅，打開皮下的分泌腺，而運動可以讓你多出汗；少糖、少麵食、不喝碳酸飲料，是為了減少攝入熱量，以免長脂長肉。其實這是我平時健身得出的心得，非常實用，大家可以試一試。

另外羊肉是溫性的，這就是為什麼新疆等寒冷地區的人愛吃羊肉，因為它的確能暖身，讓身體發熱，但我們本身就在吃補益藥，就不能再吃羊肉來助熱生火。

火鍋，尤其是川味麻辣火鍋，即便沒不吃補藥，如果在晚上吃了火鍋，也會入睡困難。對那些火氣比較旺盛的人，晚上一頓火鍋會讓他渾身搔癢難耐，整夜失眠。對此我深有體會，所以我晚上吃火鍋時，大多是別人涮肉，我涮青菜。或許大多數人可能難以阻擋肉的美味，但你可以選擇少吃，再搭配適量的青菜，這樣既享受美食，又不會造成健康困擾，也算一舉兩得。

13 氣血不足致不孕，一根跳繩解決問題

近年來，不孕不育的人越來越多，是什麼原因造成的呢？

我先講一個病人求醫的故事：她是一名約四十歲的女性，原來是一所大學的老師，後來下海經商，十幾年商海歷練，賺得盆滿缽滿。她一直沒有結婚，因經歷過幾段失敗的感情後，對婚姻失去了信心，但她很想要一個孩子，於是想到做試管嬰兒。

雖然她想要孩子的欲望非常強烈，但她的身體條件不允許，賀爾蒙水準低，根本不能取出正常發育的卵泡。於是，這位女性開始了漫長求醫路。

她的月經期短，經血少得可憐，每次只來一、兩天就結束。她找過中國首都各地的西醫婦科權威專家，也打過無數絨毛膜促性腺賀爾蒙等。

中醫診斷她氣血虧，所以她吃了數不清的補氣血湯藥，以致後來她看到藥湯就想吐。差不多有三年時間，她不是看中醫就是看西醫，仍然沒有如願。

後來她找到我，是因為看了我的著作。第一次來找我看病時，她拿出一個袋子，裡面裝滿了自己所有的就診紀錄。跟她一聊，我發現她比一般的病人專業多了，她一眼就能看出來中草藥的方子能治什麼病，她也把西醫的賀爾蒙水準化驗資料背下來，這三年真讓她久病成醫。

我給她把脈時，發現她的脈稍沉細，唇色還可以，血紅素成人的正常指標在一一〇以上，她一〇五；寸關尺的脈象，中間的關脈玄，玄又如琴弦的弦（按：把脈時，猶如按琴弦般），這說明她最近的肝氣旺。這也難怪，看這麼多的醫生，浪費時間和金錢不說，病也沒治好，肯定肝火大。

我給她開了三種中成藥：第一種是加味逍遙丸，吃兩盒；第二種是內補養榮丸，也吃兩盒；第三種是鎖陽固精丸，也是吃兩盒。

她剛拿到藥時，詫異的問我：「一天要吃這麼多藥丸嗎？」

我說：「不是讓你一天吃完，要分階段吃。」

這三種中成藥丸，每天吃一種就可以。比如加味逍遙丸一次一袋，一天兩次，飯後吃，兩盒能吃十天；第十一天時再吃內補養榮丸，其藥量是一次兩丸，一天兩次。她體重六十公斤，所以我讓她一次吃一顆半，一天吃兩次，在飯後一小時吃，二十粒的藥丸，一天三丸，差不多吃了七天；第八天我讓她吃鎖陽固精丸，一次一丸，一天兩次，同樣吃兩盒，吃這個藥時，正巧趕上她來月經，我提醒她經期開始的前三天要先停藥，三天後不管還有沒有月經，都把剩下的藥吃完。

第一步吃加味逍遙丸是為了調和她的肝脾，裡面有丹皮和梔子能瀉肝火；等她的肝脾梳理正常了，就開始第二步，吃內補養榮丸調理她的氣血，她的體重適中，只是陽氣偏旺，吃補藥易上火，所以讓她吃的量每次減半顆，內補養榮就是在養氣血，氣血足了，月經的量自然就會多；第三步，萬事俱備，只欠東風，氣血足了，再強腎中精氣，精生卵，吃鎖陽固精丸就是為了強精氣，培補先天精氣的來源。

我跟這位患者很聊得來，也從她的求醫經驗中學到了很多東西，她說：「我看了這麼多的醫生，很多醫生都跟我說要跳繩。」

醫生說跳繩能改善她的內分泌，能改善她的賀爾蒙水準，開始她也半信半疑。我跟她說，既然這麼多的醫生都說這個方法好，一定有它的道理。

我建議她邊吃我開的藥，邊堅持每天跳繩。她不上班，專職求子，有的是時間。她每天早上起床先拉伸筋骨十五分鐘、慢跑十幾分鐘，然後再跳繩，一開始跳兩百下，最後她以跳兩百下當作一組，每做一組休息兩分鐘，每天能跳十幾組。這位患者本身就是一個執著、有毅力的人，這樣的人要堅持下去，會幾十年如一日，這種精神和毅力非常可貴。

在我認識她差不多半年後，她成功做出試管嬰兒，還是女孩子，她最想要的就是女兒了，也算是得償所願。

話說回來，跳繩真有那麼好的效果嗎？能替代吃藥、改善賀爾蒙水準？還能生孩子？看完這個故事你一定會有一連串的問題。

跳繩的確能促進卵泡發育，因為運動本身就能改變內分泌。運動者的膚質好，就是因為代謝好、內分泌正常。運動能增進食慾，有食慾說明脾化生水穀精微，化生氣血的功能正常，氣血足，人身體的各個臟器才能正常運轉，才不會這兒虛、那兒虛。

當然，運動只是一個方面，而且不是所有人都適合跳繩。比如說，若你本身氣血虧，甚至伴有貧血和低血壓，就不能做這類的負荷運動，而是要先調理氣血。

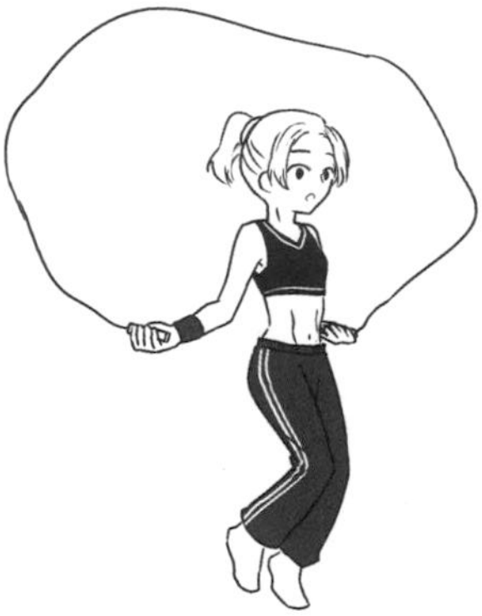

▲跳繩能促進卵泡發育、改善內分泌，但氣血虧，甚至伴有貧血和低血壓的人，就不能做這類的負荷運動，而是要先調理氣血。

調理氣血是一個相對較長的過程，因為虧不是一、兩天造成的，補就更不是一、兩天能補得上去的，這個時候可以吃調補中氣的補中益氣丸或參苓白朮丸。

如果舌苔厚，有積食，大便不爽，也可以適當吃點大山楂丸先消導化積後，再吃補脾胃的藥丸，吃到二十多天，胃口好了，再適當運動，用不了多長時間，身體就會變好；如果有低血壓，也可以適當喝生脈飲口服液。生脈飲口服液有兩種，一種是人參的，一種是黨參（按：為中國常用的傳統補益藥，雖然作用和人參相似，但效力較弱，使用時仍須請教專業人士）的，平時容易上火的人，可以吃黨參；不容易上火的人，則吃人參即可。

再好的方法也有利有弊，如果膝關節半月板有運動損傷，就不適合跳繩，不適合也不是說絕對不能做運動，你也可以改成多做上肢運動，適度做下肢運動，能達到出汗的效果，對自己體質的調理就非常管用。

大道至簡，其實很多好方法都藏在生活中，只是我們沒有發現而已，即便是發現了，也沒有毅力堅持，殊不知，只要堅持下去，或許會收穫人生的另一種可能。

14 四味補氣血祕藥，做鮮活紅潤女人

「四物歸地芍與芎」——這不是作詩，是一則中成藥的方劑，只有一句話，簡單好記。

這個方劑就是四物湯，最適合女性。四物，是四種藥；歸地芍與芎，則是當歸、熟地黃、白芍與川芎。這是治療女性月經病的基礎方，也就是說很多女性的月經病，都可以在這個方劑上隨症加減。

還沒更年期的女性，身體是否健康，會先體現在月經上。月經就是血，《景岳全書．婦人規》記載：「女人以血為主，血旺則經調，而子嗣身體之盛衰，無不肇端於此。」也就是說，女性有沒有病，一定會先表現在血上。

我們給女性看病，會先問月經血是否正常，「調經血」可以說是每一個中醫婦科醫師的座右銘，**只要是經血不正常，身體肯定有恙。**

女性在每個經期結束後，因為失血，身體最虛弱，這時候不管內因、外因，稍有不注意，病就會乘虛而入。內因最常見的就是虛，而外因最常見的就是寒、溼、瘀。這些都是導致女性月經病最關鍵的因素。

如何應對？補虛是首要。

很多女性知道，情緒、不良的飲食習慣和生活習慣，會導致身體虛，引起月經遲來，即使來了量也很少，但這些人往往都是明知故犯。

這類人來看病時，表現得很無奈，好像還覺得自己很無辜，她們說：「沒有辦法，就是改不了這樣的生活習慣。」對此，我回答：「妳沒辦法，我也沒辦法。」不能自調，只有藥調。說實在的，這也是當醫生的責任和迫不得已的地方。

四物湯是調女性月經病最經典的一個方劑。常用藥的醫生，病看久了，用藥的時間長了，會更加熟知藥性，於是藥越用越少，原來一個方子，幾十味藥，慢慢的減到十幾味，最後甚至是一兩味藥，用藥少了，效果反而會更好，不但能治病，而且省錢，也更能藥盡其用。四物湯就是一個代表。

當歸是四物湯中的君藥，意思就是最重要的。平時我們經常聽到當歸，但我們並不是很清楚它的很多神奇功效。

當歸能補虛，可以治療月經量少、月經來遲。每次行經前的一個星期，把加工好的當歸粉，直接入水沖服，每天兩次，每次十克，這樣堅持服一個星期，原來嘴唇淡白會變得有血色，舌質也會由淡白的血虛色而變得粉中透紅，這都是因為當歸把血補了回來。

當歸調治女性由於血虛引起的月經病，其珍貴和ＣＰ值遠強於人參。當歸在補血的同時還可以活血，只有活血，經血才能通；當歸能止痛；最讓人意想不到的是，當歸還可以潤腸通便，可以說是一藥多效。

多數患月經病的人，或多或少都會痛經，而且因月經遲來，內分泌也會失調，會引起便祕；便祕會使代謝紊亂，引起血熱，上火，臉上長痘。服用當歸後，你會發現原來易勞累、易心慌氣短的毛病減輕了，人也變得很精神；便祕的人會由原來的兩、三天大一次，變成一天大一次，不便祕的人，也會因當歸潤腸作用，由每天一次，變成每天兩次，很通暢、舒服。代謝得快了，身體就會感覺很輕鬆，而且臉上的皮膚也會很光滑。

也有一些人在吃當歸粉調經時，略有上火，但也只是輕微的口乾咽燥，這沒有什麼大礙，可以每天喝一點菊花茶或綠茶，稍調理一下就好；也可以在每天下午空腹時吃一、兩個水果，比如說柳丁、蘋果、奇異果之類的，這些水果都偏涼性，也可以抵消當歸中的那點溫熱之性。

現在西醫也了解當歸的好處，當歸對心血管病、擴張冠狀動脈的血流量，以及在治療心臟病方面有很好的效果。不但如此，西醫經臨床證實，當歸能鎮痛抗炎，同時還有降血脂的作用，更重要的一點是，西醫也研究分析當歸，證明當歸能促進生成血紅素及紅血球，也難怪當歸有這麼好的補血效果。

當歸作為四物湯中的君藥，平時沒有太明顯月經不調症狀的女性，也可以服用。在調理女性月經不調症狀的同時，當歸更偏重於保健，這也應了中醫的「治未病，不治已病」。未病時，病是潛在的，潛在的病只須保養，就不會發病。所以說，用藥輕盈可以保健康，而不是等有病了再治，這就是平時用當歸保養，量雖小，但效更好的真諦。

四物湯的配方非常合理，其中的熟地黃具有補血滋陰的功效；白芍可以平肝止痛、養血調經。這兩味都是陰柔補血之品，與辛香的當歸和補氣的川芎相配，動靜結合，補血而不滯血，活血而不傷血。

什麼意思？舉例來說，阿膠補血容易上火，而且使人胃口不佳，不想吃飯等；再比如，紅花活血常使人出血不止，而傷血，而當歸、熟地黃、白芍與川芎組成的四物湯溫而不燥、滋而不膩，非常適合長期服用調養，是臨床最常用的補血、活血、調經的良方，所以幾千年來一直被稱為婦科聖方。

坤寶丸：專治女性更年期月經紊亂

更年期月經紊亂很讓女人煩心。

更年期是女性從旺盛走向衰退的過渡期，月經紊亂，總是不自覺的出虛汗、容易忘事、無理由的煩躁、甚至不可理喻的發脾氣等。經歷更年期女性常因頭暈耳鳴去看神經內科，吃很多調節腦神經和擴張腦血管的藥，都沒效果，最後搞得自己嚴重失眠，全身關節每天不是痛，就是不舒服。

卵巢的功能衰退是這個時期的標誌，如果說用什麼藥能讓卵巢功能一直保持正常，那是不可能的。我們常見的有治更年期的更年康，有調節自主神經失調的穀維素片，甚至還有靜心口服液之類的保健品，這些藥也不能說沒有效果，但比起坤寶丸，效果遜色很多。

到了這個時期，可以服用坤寶丸調理，一次吃五克，一天吃兩次，每個月可以吃十五天，連服三個月。坤寶丸裡有女貞子、菟絲子以及枸杞補腎，讓你的腎不虛，腎不虛，腎上腺皮質分泌賀爾蒙就會正常；裡面的珍珠母和鱉甲能控制你亂發脾氣；還有雞血藤和當歸補血，調治血虛；再加上知母、白芍和地黃補充日益虧損的陰液。該考慮到的地方，坤寶丸都替你照顧到了。

第二章

養好陰，青春更長久

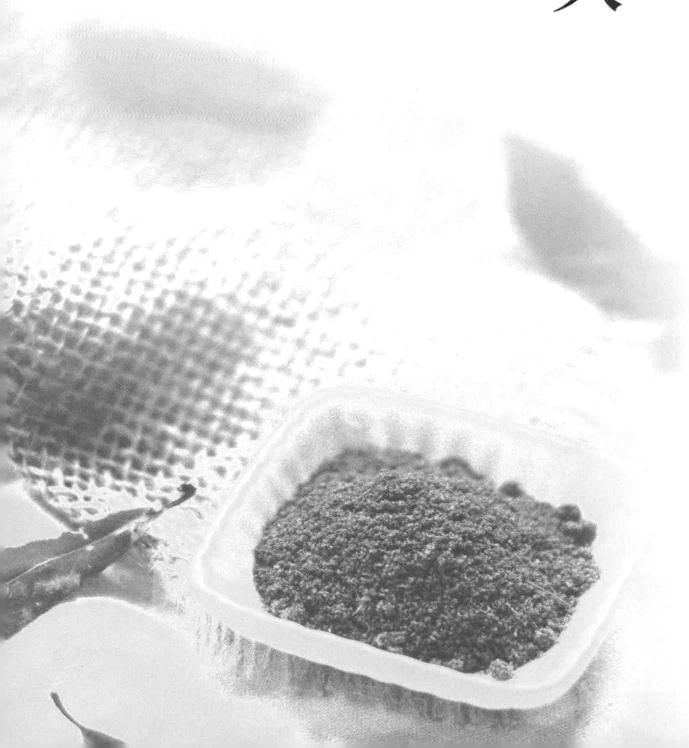

1 早衰、早更，都是滋陰沒跟上

常有病人說：「最近老是口乾、喉嚨癢，按理說口乾應該想喝水，可是我不會想喝水。」這類患者中有的快四十歲了，因為親人有糖尿病史，往往以為自己也有糖尿病，結果一查，空腹血糖正常（按：正常狀況血糖值應小於一〇〇毫克／分升，若血糖值超過一二六毫克／分升，就算糖尿病）。

也有病人說：「最近晚上睡覺容易出汗，開始頭上出汗，後來身上也出汗，有時候能感覺睡衣都被汗水浸溼，可是起床看室內溫度，才二十度左右。以前從沒有過這種情況。有醫生說是體虛，於是讓我吃虛汗停顆粒來調治，可是吃了幾盒，效果也不明顯。這是什麼原因呢？」

還有病人表示：「最近常手腳心熱，尤其下午感覺明顯，自己留心量了下午的體溫，三十七度左右，稍高；晚上也睡不好、心煩、有時候有耳鳴，難入睡，做噩夢。

我是不是提前進入更年期？但我今年才三十多歲，月經也正常，不可能這麼早就進入更年期吧？也有朋友說這是亞健康，到底是什麼病呢？」

以上我舉的例子，其實都是女性陰虛的典型症狀，也可說是陰液不足，就如同乾涸的土地，需要陰液滋潤。如果陰液少了，就會乾，甚至會生火，中醫稱其為「虛火」，貫穿起來就叫「陰液虧損，虛火上炎」。像那些手腳心發燒，晚上睡覺引起的盜汗，下午低燒，沒有咽炎或扁桃腺炎，血糖也不高卻有口乾、口渴，以及晚上失眠多夢等，都是因為陰虛。

是什麼導致的陰虛呢？

我舉個例子：某三十歲的已婚女性，身高一百六十公分，體重四十五公斤。你肯定會覺得這個人真瘦。她的確很瘦，不過，正常像她這樣的身高，體重最少要在五十公斤以上才算正常，但現在大多人的審美變了——很多人都覺得瘦就是美。

我們再深入了解這名女性，她是飯店的經理、店長級的負責人，這樣的人幾乎沒辦法在晚上十二點前睡覺。她平時愛吃辣，每天的酒和應酬也不可少。她沒有喝水的習慣，很多時候也根本顧不上喝水，實在累和困乏時，也只能沖上一杯即溶咖啡，來提神補充能量。

不喝水、愛吃辣、睡眠沒有規律，每天還得喝辛辣的酒，酒和辣都是溼熱，為什麼喝酒吃辣的人容易口渴？因為溼和熱會耗傷體內的陰液，長期下來，人會變得更瘦，等到不良的生活習慣導致體內陰液不足時，就會出現我開頭提到的那些症狀。

中醫詳細的論述陰虛，這些基本的、常識性的東西，大家還是得知道一些。久咳導致肺陰虛；長期愛吃辣、喝酒會引起胃陰虛，會表現出反酸、胃灼熱、胃脹、胃痛等胃炎的症狀；經常發火生氣，會傷肝陰，導致自己的脾氣點火就著，嘴苦，口氣重，脅脹滿疼痛。

以上種種後天的耗傷，最後都會傷到腎，引起腎陰虛，女性腎陰虛後會腰痠空痛、乏累、陰道乾澀、不孕等。這就是為什麼說滋陰養顏對女性尤為重要。

滋陰足，讓你一生都滋潤

怎樣才能有充足的陰液，不陰虛呢？

以職場的女性為例，不能太瘦，體重和身高不對等的人通常不健康，這是因為太瘦，人便氣血虧，而氣血和陰液是相生的關係。我的意思並非指若女性的工作模式像前述案例那樣，就得趕緊換工作，而是要講求方法，酒和辣對這樣體質的人來說，應淺嘗輒止。

體力和腦力勞動都過重的人，應少喝咖啡，因咖啡易生熱且熱量高，應喝足量的水來利尿排毒。

若每天工作到晚上十一、十二點，吃飯得更講究，蛋白質的吸收足不足是關鍵。晚上下班後的這頓飯，可以這樣吃：不吃油炸食品，不要口味太重，可以吃一個雞蛋，吃點核桃等乾果，可吃點魚肉，再加胡蘿蔔之類的蔬菜，吃七分飽就好。

如果出現了上面一系列不舒服的症狀，也可以吃中成藥調理，比如吃知柏地黃丸，其含有養陰清熱的黃檗、知母、牡丹皮等成分，可吃一粒九克的大蜜丸，一天兩次，若平時有胃灼熱和反酸的症狀，要在飯後吃。像上述那位四十五公斤的女性，吃九克的大蜜丸就有點多，她可以先吃一半，然後逐步用量，以起到治療目的。

除了上述改變生活習慣和中成藥調理的方法，還有一些食療方，例如，現在很多人都說粥可以養顏。沒錯，其實粥適合陰虛、陰液虧損的女性，你可以煮大米粥，裡面加上適量的蓮子、百合和藕，一起煮粥喝。如果是新鮮的百合要後放，放進去後，十幾分鐘就可以食用，最好是把粥當成主食，棄麵食，多堅持一段時間，身體和容貌的改變會給你帶來很大的驚喜。

另外，還可以把下午茶或提神的咖啡改成用桑葚泡水喝；在夏季，還可以每天吃一些新鮮的桑葚。桑葚色黑入腎，滋陰生津，可以清虛火，養顏。有人說桑葚是女性的專用之品，其實就是因為它滋陰生津的功效非常適合女性。

無論你從事什麼工作，都得調養有法，從改變習慣和體質入手，也可以結合一些中成藥，遠離陰虛，便能慢慢盡顯女性的陰柔之美。

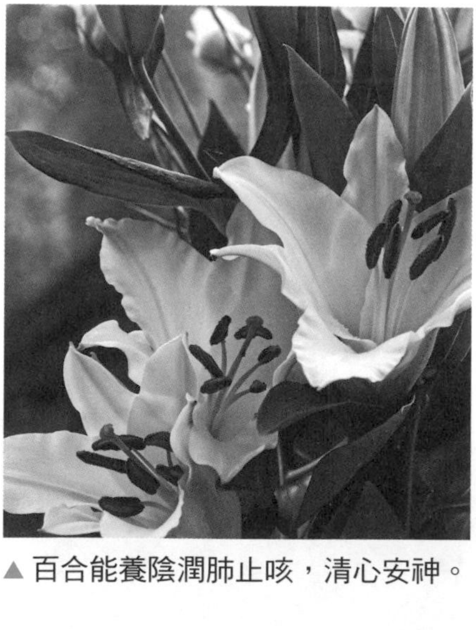

▲ 百合能養陰潤肺止咳，清心安神。

2 腎，對女性比男性更重要

《黃帝內經》中特別提到女性身體裡的健康軸如圖（由腎－天癸－衝任－胞宮等四個部分組成的生殖軸，見下圖），九〇%的女性都不知道自己身體裡這條軸的重要性。事實上，幾乎所有的女性問題都與這條軸分不開。

軸心正，則身體不虛

該軸一旦偏了或不通，女性衰老及健康煩惱就會隨之而來。你看那些皮膚飽滿紅潤、精力充

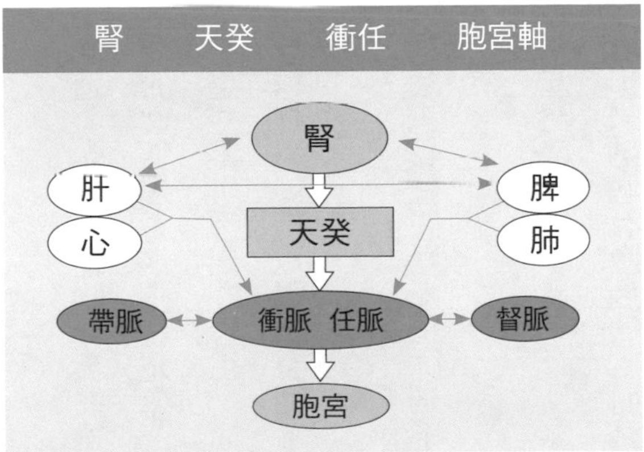

沛的女性，她身體裡的這條軸一定是通暢、不偏不倚。

腎位於腰部，腎主藏精，為一身精氣所在。很多人不知道，腎對女性的影響要遠遠大於男性。腎屬水，缺水會引起腎衰。從表相上來看，有的女性皮膚水潤有光澤，有的女性皮膚乾癟缺水，怎麼用補水的護膚品都無濟於事，這些差別都出在腎上。而且腎藏精，有的女性眼睛又黑又亮，有的女性眼神渙散，無精打采，這也跟腎有關。所謂人老珠黃，說的就是腎虛的人。

之前有一位三十八歲女性找我看病，她一進門還沒有說話，我就問她：「妳是不是腰痛？」

她詫異的反問：「妳怎麼知道我腰痛？」我說：「妳一進門就手扶著腰，而且妳的眼睛裡就寫著腰痛。」不光是動作，我還從她的瞳孔裡看出來她患有腰痛病，而且還是腎虛引起的腰痛病。

瞳孔是腎精所聚集的地方，我們看過小孩子的眼睛，通常又黑又亮，其實是腎精充足的表現，小孩子先天的腎氣受之於父母，生長旺盛，沒有經過後天損耗，腎精自然充足，所以小孩子的眼睛一般又黑又亮。

我們所說的「老眼昏花」跟腎也有關係，是因為人老了，腎精虧損太嚴重，看東西很模糊、視物不清，這個時候你可以對照鏡子，仔細看一下自己的瞳孔，不像孩子似的那樣黑中透亮，而是黑中摻雜著黃褐色。

我們都知道腎虛會腰痛，因為腎正好在腰部脊柱的兩側。腎精不足（也可以說是腎陰虛嚴重）的病人，會覺得腰部的脊柱兩側空痛，空就是虛，虛就是腎精不足。腎主藏精，沒有精可藏，比喻來說，就是倉庫（胃）裡沒有餘糧。

沒有貯備腎精等後備物資，你白天上班工作，就不會有旺盛的氣血支撐，還覺得累；等晚上行房事會透支，也很可能出現宮冷或早洩等症狀。腎沒有貯備，人老得很快，甚至才三十多歲就人老珠黃。

因此，腎對女性的重要性遠遠大於男人。一旦女性健康軸出現偏移，出現腎虛，不論是腎陰虛，還是腎陽虛，給女性身體帶來的傷害都是巨大的。

我們接下來簡單說一下天癸、衝任和胞宮這三個部位。

天癸主管月經，如果月經不是提前就是錯後，不是量多就是量少，都是天癸的盈虧導致的月經不調症。

衝任二脈主管女性的氣血、子宮和卵巢。衝為太衝脈，衝脈為十二經脈之海，掌管女子月經及孕育功能；任為任脈，任脈調理陰經氣血，為陰脈之海，主胞胎、子宮和卵巢。如果這兩條脈失調，就可能引起內分泌失調、白帶異常或者乳腺增生、皮膚病等。

胞宮就是子宮，與心、肝、脾三臟的關係密切。現在有很多女性患上了不孕症，就是胞宮出了問題。

寒、熱、溼、心情，影響健康軸的關鍵

怎麼扶正這條軸呢？只要弄清楚軸偏離原因，就能解決問題。讓女性這條健康軸偏離紊亂的原因有四點：寒、熱、溼以及情緒。

在寒冷的冬天，當妳裹著羽絨服都凍得瑟瑟發抖的時候，有些女孩還穿著短裙和絲襪，她們的確很漂亮，但也為了美而付出代價，所以，當你看到她來月經痛得花容失色時，你不會覺得她漂亮，反而很可憐。再看看她的經血是暗紫色的血塊，你會發現，寒給女性的身體帶來的傷害可能是永久的。

關於熱，說女性怕熱，不如說她們愛熱。現在很多女性愛吃辣，甚至有的女性說吃辣可以美容，每餐每頓都要有辣，於是頻繁光顧火鍋店、川菜館，等吃到月經量很

多，顏色很淡，而且每次的行經都要十來天，甚至得吃宮血甯和雲南白藥膠囊才能止住時，問題也跟著來了。

由於失血過多，氣血嚴重虧損，她們的身體變得很虛，精神不振、少氣懶言、動不動就覺得心慌氣短，這都是因為辛辣導致的血熱，氣血妄行引起月經不調。由於血熱導致的皮膚長痘、變粗糙等問題就更不用說了，出現這些表象時，就說明你的身體早已失調。

再來說溼，女人易傷溼，是因為女性生來屬陰，不像男人屬陽，即使有溼侵入身體，也容易化解。女性的溼，多來自肥甘厚味，懶或安逸，不運動。肉吃多了易生溼，很多肥胖女性一般都體內溼氣重，這也正是肥甘厚味的黏膩不易消化的特性。南方的女性，久居溼地，更易傷溼，不要等到身體胖了、舌苔厚重、毫無胃口時，才意識到危害，要知道，溼都是先傷脾胃影響胃口，時間長了，積溼就會傷身體。

以上所說的寒、熱、溼，都會直接或間接的引起女性的臟腑功能失調，氣血失調，影響到「腎－天癸－衝任－胞宮」健康軸，進而產生一系列的女性早衰以及健康問題。

除了以上三點，情緒也是一個很關鍵的因素，家庭不和、脾氣暴躁、生悶氣、心情不好，月經也會不正常，還會兩脅脹痛。

所以女性要注意調節自己的情緒，比如化妝時，伸出舌頭看看，是不是發青，舌體下面的青筋是不是比平時青紫，且多了很多，是不是總感覺到嘴裡苦。而這些都是在告訴你身體不通了，堵住了。

這時候一定要學會自我調節，如下班後，利用多餘的時間去打球、健身、出汗，把情緒宣洩出去的同時，也把體內的毒帶出去。

現在社會賦予女性太多角色，導致生活失度：下班做家務；照看小孩子；有上學的孩子，還要輔導功課；一家老小都睡了，自己得秉燭夜戰，完成上司給的工作，於是睡不夠、吃不好，不能保證充足的睡眠和營養。生活失節、無度，內分泌開始失調，還出現一系列的早衰現象及其他婦科疾病。

這個時候如果還不學會自己調養，後面補起來可能要花更多精力和金錢，真是得不償失。

以上有些問題看似嚴重，但只要學會調理，還是可以讓身體恢復到最佳狀態。

像開頭我提到的那位腎虛的女性，我給她開石斛夜光丸，在她吃了兩盒之後，緩解腰疼，感覺眼睛沒那麼容易疲勞了。其實不光是有這個作用，這個藥對那些未老卻有老花眼的女性效果也非常好，背後的醫理也很簡單。

腎虛病人的眼睛很容易出問題，這是因為腎屬水，心屬火，水火本應該互濟，如果腎虛、腎精虧損，水火不會互濟，而這時心火過盛，上行於頭臉部，就會導致眼睛發炎，甚至眼花。而石斛夜光丸的成分，能補腎養陰、清肝明目。

本節開頭提到的女性說，有醫生也診斷她是腎虛，而讓她吃六味地黃丸。六味地黃丸補腎效果還可以，但容易上火，她吃了一段時間後，舌尖像草莓似的通紅，且眼睛問題越來越嚴重，有一次開車時間稍微長，她開始頭昏眼花，非常危險。

我讓她改吃杞菊地黃丸，是因為裡面多一味能清頭面風熱的菊花，在補腎的同時不上火。如果有人一吃六味地黃丸就上火，不妨改吃杞菊地黃丸。

人老珠黃以及眼睛未老先花的男女性，可服石斛夜光丸調治。

寒、溼、熱、情緒、生活失衡及體質等因素，都會使女性的健康軸偏離方向，所以一定要注意調整，這樣才能氣血充盈，神清氣爽。

3 懷孕媽媽腎氣足，寶寶更聰明

我行醫這些年，時不時會聽到類似這樣的傳言：某某地方有個老中醫，看病特別厲害，專治不孕不育症，每天只看病兩小時，掛號的人都排到了半年以後，而且想生男孩和女孩都可以，只要吃他兩服藥，就能如願以償。

我認為這種傳言多是噱頭，雖然中醫調理身體，強腎中精氣，治療不孕，的確沒問題，但生男生女則是誇大其詞，不可相信。

我們門診原有一個老醫師，擅長治女性不孕症，很多病人都是她調治好的。對方生下孩子後，為了感謝她，專門到診所送喜糖給這位老醫師，因為這個緣故，其他醫生也分到喜糖吃。她的辦公室掛滿錦旗，上面寫著「送子觀音」什麼的。

中醫調理身體，沒有什麼特效方，也沒有哪一個方子適合所有人的體質，別以為隨便吃一個都能懷孕，基本上是不可能的。

我也經常看老人家的方子，其實萬變不離其宗，只要對症用藥用方，跟具體質因症施治，都能事半功倍。

腎精——生命的根本

中醫講腎生精，精就是精子的精，但中醫的精不能只理解字面意思。中醫講精生氣血，說到這兒，我們就不要再深挖了。因為中醫的理論越挖越深，講越多，越難消化吸收，現在我們就專門講腎，講腎是怎麼生精、怎麼生氣血、怎麼孕育安胎的。

腎在腰部脊柱的兩側，如果腎虛，一定先是感覺這個部位不舒服：先會感覺腰痠，甚至有空痛感，同時兩條腿沉、乏力。別人上一天班，下班了還能利用空餘時間打羽毛球；腎虛的人只要到了下午，兩條腿就跟灌了鉛似的，抬不動，覺得困，提不起精神，更別說去打球了。

有人問：「我這不是腰肌勞損或椎間盤突出？」腎虛和腰肌勞損、椎間盤突出有時候確實很難區分，我現在教你一個辨別的方法。

腰肌勞損引起的腰痛，早上起床時會明顯減輕，這是因為休息一晚後，緩解和放鬆腰部肌肉，所以症狀減輕；而腎虛引起的腰痛，第二天早上起床時會更難受，甚至是起床困難，有時候還得需要別人拉自己起床，在按揉、活動後，症狀才有所減輕，這和腰肌勞損引起的腰痛是個非常明顯的區別。

如果你懷疑自己的腰痛，是因椎間盤突出導致，可以先自己診斷一下：一般來說，年輕人有椎間盤突出跟負重有關係，比如搬東西，施力不當，都可能會導致椎間盤突出；老年人因為椎間盤退化嚴重，彈性和抗負荷能力減退，非常容易椎間盤突出，我見過有老人咳嗽或是在家拖地，都引起椎間盤突出。

椎間盤突出，由於壓迫神經，引起一側下肢發麻或疼痛，這種痛會沿臀部向下蔓延至小腿處，如果身體出現這些症狀，一定要拍X光或者是電腦斷層掃描腰，要診斷清楚病情的輕重，輕者找正規的中醫按摩復位就可以，重者一定要聽醫生的診治，不要輕信偏方，更不要找那些不正規的保健按摩機構，到時候不但按不好，還有可能會按壞。

順帶一提，有椎間盤突出的人，要多壓壓腿，壓腿可以緩解神經壓迫。可以在家裡裝個單槓，沒事的時候多拉拉單槓，也能緩解椎間盤突出。

補腎的中成藥十幾種，應該選哪一種？

若確定不是椎間盤突出，但依然有前述提到的症狀，就可以確信自己是腎虛，你可以吃補腎的中成藥來改善。但補腎的中成藥有十幾種，到底該吃哪一種呢？

比如說六味地黃丸、五子衍宗丸、金匱腎氣丸、鎖陽固精丸、杞菊地黃丸、左歸丸、右歸丸、知柏地黃丸、強腰健腎丸……我就不一一列舉了。有些藥能補腎陰，有些能補腎陽的，還有的在補的同時兼有清熱效果，還有偏重於強腎精壯陽的藥。接下來，我會逐一說明，讀者可以根據自己的症狀，選擇用哪種藥。

如果女性出現性冷淡、手腳冰涼、陰道內乾澀，可以吃補腎陽的藥，比如金匱腎氣丸、右歸丸；如果晚上睡覺出虛汗，出現盜汗陰虛，還有手腳心發燒出汗的症狀，可以吃左歸丸、六味地黃丸或知柏地黃丸；如果女性賀爾蒙水準低、月經量少，或男子的精子成活率低、陽痿、早洩或精液不液化（按：指精液排出體外後，超過半小時仍呈膠凍狀。當精子活動因此受限，便減緩或抑制精子進入子宮腔受精）等，可以吃五子衍宗丸、強腰健腎丸或鎖陽固精丸。

有些病人可能不理解：「這上面都是治陽痿、早洩的藥，是不是專門給男性吃的，女的就不能吃？」其實不是，男性的陽痿、早洩和女性的性冷淡、不孕不育、賀爾蒙水準低，道理是一樣的，都是腎陽虛、腎精虧損導致的，只要對症就可以用藥。

需要注意的是，這些補腎陰、腎陽、腎精的藥，裡面有處方藥，也有非處方藥，這裡我就不再一一給大家講。大家在用處方藥時，一定要看清楚裡面的說明和禁忌，補陽藥多為溫性或辛味，能生熱生火，所以吃藥時，如果出現牙齦腫痛和煩躁上火，可以減半量服，如果量減半，吃了仍覺得上火，可以改吃三分之一。腎虛不是一天得來的，補也非一朝就能補回去，欲速則不達。

我多次強調要運動，運動比吃藥好，針對自己的身體狀況，每天堅持適度運動，首先能增進食慾以強脾健胃，強脾健胃可消化五穀，進而後天獲得充足的氣血，只有這樣，男人的腎陽才能充足，女性胞宮才能孕育出健康的寶寶。

4 自製門冬益壽膏：輕熱通便

我曾問過很多女性一個問題：「妳覺得怎麼做能延緩衰老，更長壽？」

我得到很多答案，比如現在進口的、國產的、綠色無公害的保健品多如牛毛，有不少女性選擇吃保健品延緩衰老；也有一些女性選擇去美容院，保養卵巢和皮膚，不惜花大錢留住年輕歲月；如今養生書、養生課程越來越多，也有很多女性今天學背部撞牆法，明天又練腹式呼吸，結果是學學這個、練練那個，到最後也不知道自己到底適合哪一種方法。

可以說，是個人都想延緩衰老，想長壽，活得有品質，卻始終找不到方向，很迷茫，甚至有些不知所措。

我和各年齡層的眾多女患者聊過這個話題，希望從她們那裡獲得有效且實用的方法，並以自己為媒介去推廣，幫助更多的女性。幾年下來，結果並不如我預想，反倒有不少女患者向我尋求延緩衰老的祕方。她們向我尋求，我只能求助於中醫，求助於中醫的古籍和文獻，將經驗實證於臨床，才終不負女性所托。

中國金元時期，在唐代醫術發展的基礎上，出現了四大醫家：劉完素的寒涼派、張從正的攻下派、李東垣的補土派、朱丹溪的養陰派，治病各有所長，都有醫書傳世。這四大醫家，有主張補中益氣，也有主張滋陰益腎。

遵循四大醫家治病養生的特點，在調治女性病方面，我主張養陰。也就是說，只要女性陰足了，自然能健康長壽。

從陰陽的角度來說，女性屬陰，陰足則體健。足，就是氣足、血不虧。該怎麼才能陰足不虧呢？其實很簡單，吃門冬益壽膏，就能讓你氣血不虧、延緩衰老且長壽。生命延長了，才有心情做更多的事情。

我們可以自己做門冬益壽膏。有人覺得製藥膏太複雜，但事實上很簡單，接下來我會詳細教的你方法。

自製藥品還有很多好處：可以自己掌握原材料的成色好壞，不用擔心裡面有防腐劑或色素等對身體有害的成分；還可以想吃就做，做一次能吃一個多月，每天早晚從冰箱拿出來服一勺。你可以當中藥調劑師，調理自己的身體，還可以在朋友和家人面前，充當專業的養生大師。

門冬益壽膏的作法很簡單。到藥房裡買麥門冬兩百五十克（約半斤），麥門冬也就是我們常說的麥冬，長長的、肉肉的，像麥粒的形狀，但是要比麥粒大得多。把買來的麥門冬放在陽臺上晒兩天。還要買黑芝麻兩百五十克，回到家裡用小火將黑芝麻炒熟（切記，是炒熟而不是炒糊），炒熟後的黑芝麻也要晒兩天。

兩天後，把麥門冬和黑芝麻混在一起，加工成細粉，要多過篩幾次，這樣才足夠細，吃起來口感才會更好。最後加入五百克白蜂蜜，放在瓷器內上鍋蒸半個小時，待出鍋冷卻後，將手洗淨，便可隨意用手搓成想要的丸狀。

當然，也可以直接用乾淨的勺挖取食用，挖約核桃樣大小，這正好是普通蜜製丸劑八、九克的量，是平時服用的常用量，一天兩次，早飯和晚飯後各吃一次即可。

麥門冬是補陰的藥，藥性偏涼，正好適合現代人的體質。現在的人吃煎、炒、烹、炸的東西過多，而且多肉食。從養生的角度來說，人不能經常吃肉食。我們常說民以食為天，古時候的食大多是素食，老子講到養生的食療法時說，人偶爾吃一、兩次肉，可以用肉的溫補之性來化解體內的寒涼，所以老子活了一百多歲。

而現代人的飲食與古代的養生觀正好背道而馳，我們是天天有肉，甚至是頓頓有肉，體內哪裡還有那麼多的寒涼。而麥門冬養陰和偏涼的藥性，正好抵消現代人以肉為食的熱性。而且麥門冬的功效和金銀花、連翹等清熱藥的清熱滅火功效不同，用個比喻來說，麥門冬清熱恰似小雨甘霖，熱清津自生。

有很多女性服用門冬益壽膏後，問我：「這個藥是不是能通便？」的確，麥門冬和黑芝麻具有通便潤腸效果。只有大便通調，人的新陳代謝才能正常運轉，不會因便祕導致體內的毒素、熱能淤積，內分泌因此正常。

我們說，腎虛得快，人會提前變老，過早出現一副老態，而黑芝麻益腎精，專門補腎。

當然，欲速則不達，門冬益壽膏不像吃藥治發燒般，只要吃藥、出汗，症狀馬上會減輕。很多女性是急性子，吃了幾天覺得沒有明顯改善，就丟在一邊不再服用；也有很多女性因忙碌，想起來吃一口，忙起來忘記也就算了，做一個月的藥，三個月還沒有吃完，結果放壞了也只能扔掉。以上這些做法，都沒什麼效果。

我想糾正大家的一種觀念，古代中醫所說的服食方，也就是說可以像食物一樣每天服用，只有每天堅持服用才能真正保健。在你服用一年或幾載之後，便可以體會到門冬益壽膏的不同之處。

可能會有人說工作太忙了，沒時間做。這類人可以用麥門冬泡水喝。到藥房買麥門冬二十克，每次泡三、五粒就可以，還可以多次沖泡，可以喝上一天。雖然藥味很濃，但麥門冬能養陰止渴，其療效跟單純的飲水止渴不同。

秋季乾咳的人很多，還有皮膚乾燥起皮、頭上長頭皮屑，都是由於津液虧損導致。人年齡增長就會陰虧，所以皮膚發皺、乾癟。常喝麥門冬茶，可以養陰補陰，對老年人的肺陰虛咳嗽和肝腎陰虛等，所引起的腰痠腿沉，都有很好的緩解作用。

麥門冬含有豐富的氨基酸、維生素A和銅、鐵、鋅、鉀等多種礦物質，能降血糖，還能提高身體免疫力，對乾咳、老年性虛咳引起的氣喘，以及腎陰虧損引起的內分泌失調和糖尿病，都有一定的效果。

乾燥的麥門冬很硬，很難泡出藥效，所以一定要用開水浸泡，或者先在開水裡煮五分鐘，待麥門冬脹開後再泡，效果會更好。

5 手腳冰涼，喝桂枝首烏茶

我認為手腳冰涼也應該像其他的婦科病一樣，列為一種病，而不只是一種症狀。因為這些年在臨床上因手腳冰涼來看病的女性太多了，這好像成了女性的專病。

手腳冰涼，多為體內虛寒

看這種病的大都是女性，我粗略計算，每年來看手腳冰涼的患者，可達到全部婦科疾病患者的二〇%。來就診的很多人看過西醫，經西醫診斷是神經末梢的血循環不好，如果女性的手腳冰涼還伴有麻木，則診斷為末梢神經炎。

西醫給的治療法是吃維生素B_1、維生素B_{12}等這些營養神經的藥，慢慢的調，耐心的治。醫生也說，這不會像吃退燒藥，給藥就會見效，要有耐心。

很多女性就這樣耐著性子，從一個月吃到三個月，最後大多因為效果不明顯而停藥，轉而求助中醫。

曾有一位三十多歲的女患者，這種治療經過三個多月，因仍不見效才找到我。她屬於晚婚一族，從十三歲月經初次來潮，就開始手腳冰涼，冬天手裡經常拿個熱煲，下班回家後，睡前第一件事就是用熱水泡腳，她還會在裡面加入一些紅花、當歸之類的活血藥，可謂用盡了辦法，但始終未能醫好自己的手腳冰涼病。

她之前看到網路文章，寫這種體質不利於生育，雖然是晚婚，但她也很想做媽媽，享受天倫之樂，所以這次決定找中醫好好的調一下。本來怕喝中藥的她，來之前做好了充分的心理準備，哪怕是喝上幾個月的苦湯藥，只要能治好自己的病，那也算值得了。

我看她的舌頭，苔很少，上面冒著一層水氣，像剛從水裡面撈出來一樣。正常人的舌體，如果不是剛喝過水，不會有這麼重的水氣的，只有體內虛寒的人才會出現這樣的情況。

虛寒是中醫裡的術語，雖然大家常聽到這兩個字，但醫理你可能不明白。其實道理很簡單，有個成語叫釜底抽薪，意思是把柴火從鍋底抽掉。虛寒比釜底抽薪還要嚴重，虛寒症對人體而言是釜底無薪，無薪就是沒有底火。人的身體沒有火，手腳怎麼可能不發涼？

那麼，底火是哪裡來的？

答案是腎。手腳冰涼確切的說是腎精虧、腎陽虛引起的虛寒症。我看舌苔就知道她虛寒，是因為腎陽虛不能治水，導致水氣上浮於舌苔。除此之外，我問她是不是感覺腰特別冷而且痠，一問果不其然。

補腎強精，不再凍手凍腳

知道病在腎，就要強腎精、補腎陽，這是治手足涼病的根。一般人會想，那就給腎「加薪」，於是一個勁的吃壯陽藥來補。

這麼做簡直大錯特錯！千萬不能像這樣猛補，否則會因為補得太過，引起口舌生瘡，甚至生胃火引起牙痛，生肺熱引起扁桃腺發炎。加薪需要循序漸進，在過程中，就能添加腎精。

想添加腎精，何首烏是上上之選，不用吃十幾味中藥，只要一味對症藥就能直入

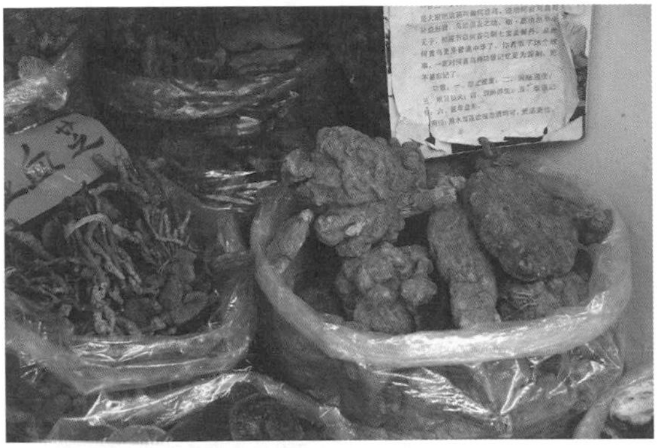

▲何首烏可以填精補髓，不會上火。

腎經。做法很簡單，把何首烏打成粉，每天餐後一小時，早晚沖服五克。為了增強療效，可以用桂枝泡的茶水沖服，有病人覺得口感不太好，可以在裡面加入蜂蜜或紅糖。

何首烏可以填精補髓，它不像人參、阿膠之類的補益品容易上火，何首烏怎麼吃也不會上火。剛開始吃時，有人反應：「吃了何首烏之後，大便變黑色，何首烏是不是對身體有害？」不用怕，那只是何首烏代謝後的產物，這也間接證實了黑可以入腎強精的醫理。

為什麼要用桂枝呢？因為桂枝本來是一味解表藥，更準確的說是一味引經藥、通絡藥，可以引藥入經。

我年輕時，在醫院裡跟一些資深的中醫老師學習，他們的很多藥方都會用到桂枝。因為桂枝通經脈，可以到達四肢的末端，所以用何首烏的同時，再加上可溫經通陽的桂枝，手腳會暖和得那麼快。

手腳冰涼的女性，可以在冬天經常煲桂枝何首烏排骨湯來喝，做法很簡單：準備何首烏五克、桂枝兩克，另外還可以加上點補氣血的黃耆、當歸，各五克，將這些藥材用過濾袋包起來，放在鍋裡和排骨一起燉煮一個小時，然後吃肉喝湯。

最近有報導說，喝何首烏會使轉氨酶升高，有肝中毒的症狀。

中藥是藥，一樣需要透過肝腎來代謝，無論什麼藥都不能長時間當飯吃，否則會增加藥物對身體的毒性，所以不論哪一種藥，如果沒有醫生指導，千萬不可以亂服、長期服用。

另外，在用中藥治療手腳冰涼症時，還可以加服維生素B_1和維生素B_{12}，效果也不錯。不管是末梢神經炎還是虛寒症，只要能達到好的治療效果，不論是中西醫，就是好方良藥。也希望每一位手腳冰涼的女性能快速祛虛寒，強腎精，溫煦四肢，在冬季找回溫暖。

6 四肢冷、經期亂還經痛，是寒在搞鬼

- 為什麼女性最容易四肢冰涼？
- 為什麼女性最容易患帶下病？生理期時易發燒、疼痛，月經不是提前就是錯後，還會提前閉經？
- 為什麼女性最容易腰膝痠軟冷痛？
- 為什麼女性坐月子時，在哺乳期那麼怕寒？
- 為什麼女性容易性冷淡？
- 為什麼大多是女性患不孕症？

以上這些問題大都和一個字——「寒」有關。寒對女性的影響非常大。

寒：女性陽氣的剋星

想到寒，我們先想到的概念，是著涼，而中醫所說的寒，並不只是著涼這麼簡單而已。

中醫認為寒為陰邪，易傷身體內的陽氣。寒性收引，主凝滯，這句話可能讓不太懂中醫的人摸不到頭緒。別著急，我舉幾個症狀。

我們見過手腳抽搐、腿抽筋或四肢蜷縮收到一起，這就是寒在作怪。當我們手腳發涼，臉色發青，這個青，就是寒凝滯的特性，寒把氣血阻滯在一處，阻塞經絡和氣血的運行，進而引發一系列婦科病。

女性在坐月子和哺乳期，因為胎產耗傷體內的大量陽氣，所以此時陽氣最虛，因此給了寒可乘之機，也就會出現這種情況：坐月子的婦女，因開窗而著一點涼，結果發燒感冒；用冷水洗了洗尿布而手指關節痛，以為是患風溼病。

而寒還會導致性冷淡和不孕，因為自己性冷淡不能滿足另一半，而導致情感出問題；到了生子年齡，因為懷不上而四處求子。

以上種種，都顯示寒是女性陽氣的剋星，寒氣對女性來說不亞於瘟疫，稍不注意就會給寒氣可乘之機，人也變成了病秧子。

怎麼知道體寒？看舌頭

在了解寒氣的危害性的同時，我們還要學會診斷，因為寒偷偷溜進身體時，它不會向你打招呼。但即便行蹤再詭祕，它也難免會露出馬腳。

讓它露出馬腳的，通常是這幾個地方：舌苔，手腳冰涼，帶下和月經的顏色，性功能低下，小腹冷、涼、痛。

看舌苔，是看舌苔上的水氣。有人表示，怎麼看也看不出來自己的舌苔上有水氣。我教你一個辦法，先看一眼舌頭，然後喝一口水，咽下去後再看看舌苔。透過對比你會發現，喝過水後整個舌苔和舌體上都是溼漉漉的，這就是中醫常說的寒引起的水滑苔。如果是在沒有喝水的情況下看到這種舌苔，那就說明寒氣入裡，是水氣上泛至舌的外在表現。

為什麼要強調看女性患者是否有水滑苔？因為只有這樣才能辨別女性是不是真正的受寒。舉個例子，痛經是寒的表現之一，如果一個女孩子痛經，我們通常會認為是寒作怪，並給她喝薑糖水。但如果喝完薑糖水後，不但沒有減輕疼痛，反而加劇，那就是在診斷之前，忽略了一個重要的環節：沒有看她的舌苔。如果她的舌苔和舌體是乾燥的，舌尖通紅，這分明是熱在作怪，詳細一問才知道，來月經前她剛痛快的吃了一頓重慶火鍋，這時你再喝點薑糖水，那跟火上澆油有什麼區別？

看帶下和月經的顏色也能辨別寒氣。若帶下的量多，像豆腐渣一樣，沒有明顯異味，就說明體內有寒氣；痛經時，經血不是鮮紅色，而是暗紫色，還有血塊，這種情況也是寒性凝滯不通，使經血瘀堵，寒氣下行，凝滯衝任二脈而引起帶下異常。

若你的另一半埋怨你性冷淡，你摸摸自己的小腹和腰是不是一直都很涼，為什麼涼？因為沒有火，寒傷了你體內的陽氣，使命門火（按：中醫認為命門是兩腎之間所產生的人體動力來源，蘊藏先天之氣，內藏真火，稱為命門火。命門之火就是人體的陽氣，命門火衰的病症與腎陽不足證大多一致）奄奄一息，而這火，也是孕育生命和夫妻和諧的生命之火。

中醫講究的是四診合參，如果你用心的細讀辨別寒氣這一段，把看月經顏色、白帶、舌苔和摸體溫結合起來，就相當於四診合參，你會把體內的寒氣解剖得一清二楚，認準了病因，何愁沒有良方。

幾種常見的祛寒良方

生活中有很多祛寒的食品和藥品，例如常用的生薑、藥房裡的乾薑、水果攤上的桂圓，以及調味料，如肉桂和花椒等，都是性溫、辛散，是很好的祛寒藥食，我們做粥、炒菜、煎湯或沖散劑口服，都能起到很好的祛寒作用。

舉例來說，生薑水可以治痛經，乾薑可以治腹痛，花椒可以外敷治宮冷，肉桂可以溫臟腑等，我就不一一詳談其功效。在診清寒傷體的同時，用這些藥都可不求醫，輕鬆的解決寒邪。學會運用這些食材，你便能發現寒邪不是瘟疫，只不過是一個小毛賊罷了。

林黛玉似的冰美人在現實生活中並不幸福，手腳冰涼代表腎陽虛，這樣的女性賀爾蒙水準不正常，很少有生理需求，沒有和諧的性生活，自然不會有幸福的家庭。改善這種體質，不用煲湯煎藥，艾附暖宮丸便可以解決。

因為艾附暖宮丸藥性屬熱，偏溫補，手腳冰涼的女性如果沒有習慣性便祕，也沒有口舌生瘡，就可以吃。每次吃一袋，一天吃兩次，飯後一小時服用，連服半個月為一個治療週期，要在月經週期的每月下旬吃，連服兩個治療週期，生活的激情就會被幸福的點燃。

艾附暖宮丸中的「附」字不是附子，是香附。香附是理氣藥，無毒。艾附暖宮丸可以在暖宮治痛經時，一併治療女性性冷淡，可以調節體內性賀爾蒙的水準，甚至可以治療不孕症。但因為其中有肉桂之類偏熱的藥物，因此服藥期間不要吃羊肉，且忌辣、酒和火鍋之類的食物。

需要注意的是，患有子宮肌瘤的女性不宜吃此藥，否則情況會變糟。如果已做完子宮肌瘤手術，則可以用此藥調治。

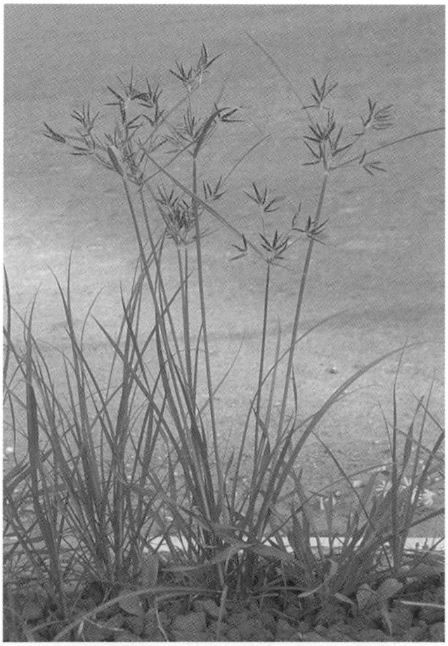

▲香附是理氣藥，無毒。

7 想懷孕？多跳繩、少喝可樂

有患者說：「我最近在備孕，想吃調經促孕丸來調理身體，這麼做是不是就容易受孕？」

也有患者這麼說：「我總覺得自己宮寒，沒有性要求，性冷淡，是不是應該吃艾附暖宮丸之類的藥來調理？」

我先講講怎麼用以上這兩種藥。

調經促孕丸沒有OTC（按：over-the-counter drug，意思是非處方藥，又稱成藥）標誌，是處方藥，所以不能亂吃。這個藥裡含有淫羊藿、仙茅、鹿茸等能壯陽的藥，有點辣，

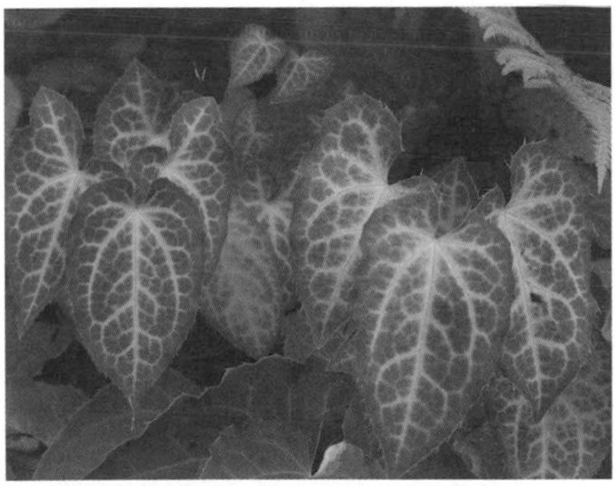

▲中醫學認為淫羊藿性味辛甘、溫，有補腎壯陽、祛風除溼的功效。

最擅長溫補；此外，還含有黃耆、蓮子、菟絲子、桑寄生、枸杞等補氣、補腎、強精的成分。吃補藥，需要對症虛，所以說能不能吃這種藥先看看自己是不是虛。

什麼叫虛？氣血虧叫體虛。氣血是身體的根本，若不充足，就沒有精力。這類人到了晚上會不自覺的出汗，也就是人們常說的盜汗、手足心熱、心煩失眠、口渴但不想喝水，這叫陰虛。

一年四季手腳冰涼，不管是冬天還是夏天，晚上睡覺至少要暖半個小時，腰痠、腿沉、沒有性欲、不便祕，甚至大便還偏稀，抽血檢查賀爾蒙水準比平時要低，這些症狀是陽虛，像這種陽虛體質的人最適合吃調經促孕丸。

不同的體質不能亂補，比如說血壓高，如果本身就患有高血壓，就一定要謹慎吃這種溫補藥，即便吃了，也一定要每天測量血壓，保持收縮不超過一三〇毫米汞柱，舒張壓不低於九〇毫米汞柱。在高血壓的情況下吃這種藥，開始時需要先把劑量減半，如果出現頭暈、煩躁、口乾、口渴的症狀，就要考慮停藥，或把劑量減到三分之一，看看還有沒有這些症狀，如果還是有，就需要停藥。

用藥也要看體重。如果妳身高一百六十五公分，體重不到五十公斤，吃常規的量就有點多，用量需要減半。如果你的體重超過了七十公斤甚至更重，藥量可以適當加三分之一。

以上我講的是調經促孕丸的用法，它適合陽虛體質的人吃。

艾附暖宮丸是非處方藥。即便是非處方藥，也要對症使用，這種藥雖沒有溫補的鹿茸、淫羊藿之類的成分，但有肉桂、艾葉、香附、吳茱萸這些性溫的藥。在理氣止痛的同時，這個藥更偏重於散寒，而且是散宮寒。此外，其成分有能補血化瘀的當歸和川芎，也就是說，艾附暖宮丸可以有效解決寒氣重引起的痛經，如果月經來之前小腹冷痛，有一種被拉扯似的抽痛，就適合用這個藥。

宮寒在引起下腹墜脹的同時，會引起白帶多、月經失調，甚至行經期有大量的瘀血塊等，這些都可以用艾附暖宮丸來調理。

中醫講症狀，西醫講病名。有很多病人問我：「白帶多是陰道炎嗎？」、「婦科炎症會引起痛經？」、「痛經跟附件炎、宮頸炎、子宮內膜炎等有關係嗎？」

確切的說，的確有關係，但我們不能把中醫理論下的症狀非得套上西醫具體的病名，像用艾附暖宮丸治療痛經，就是用宮寒來辨證論治，以治好因寒引起的痛經，把病治好了，至於是哪些具體病名，就不那麼重要了。

說到這裡，其實宮寒和腎陽虛都是引起不孕的重要因素。遇寒則暖，遇虛則補，這是治病的法則，萬變不離其宗。藥調只是一個方面，自己弄清楚了病情，再搭配澈底改變生活和飲食習慣，才能最終治癒。明明知道自己宮寒，就不要再雪上加霜，貪戀那些冷飲；在行經前後，也不要去游泳。

遇虛怎樣補？虛就是少，少睡眠會耗氣傷血、耗傷陽氣。充足的休息是補的第一要素。我們天天講養精蓄銳，其實就是養氣血，蓄腎中精氣。我們講藥補讓你強，其實休息強精才真正讓你足。

有夫妻患者問我：「到底怎麼做才是備孕的最佳調理方法？」

其實，改掉抽菸、喝酒這些殺精的壞習慣，就是最好的方法。不論男女，備孕期最好戒菸，吸菸對精子、卵子以及胎兒的危害非常大。

有時我跟朋友聚會，經常聽到某位男士說：「我和妻子最近準備要生小孩，不能喝酒，一直到懷孕才算完成任務。」有些人的確能做到，但真正能做到的沒有幾個。我主張少飲酒，比如喝一次不超過二兩（七十五克），一週不超過兩次，這個量一般都無大礙。

但無論是抽菸還是喝酒，對備孕有非常大的影響，在備孕期間，夫妻雙方最好都戒掉這些習慣。

除此之外，女性一定要多運動，最好是早上運動，只有早上運動才會讓白天精力充沛，晚上腎精充足。女性一定要多跳繩，跳繩可以促進卵泡發育，可以調節賀爾蒙水準。

計畫備孕的女性要多做有氧運動，每週堅持四、五次，運動可以迅速讓你的賀爾蒙水平調至正常，在備孕的同時還會讓你變得更有魅力。

運動後吃得要清淡，大量喝水。這裡我要強調一下，男女朋友在備孕期間一定要戒掉可樂、雪碧之類的碳酸飲料。

8 紅糖薑枝水，治癒宮寒痛經

寒對女性來說是一大害。按陰陽來說，女性屬陰，男性屬陽，陰性體質本身就寒，陽性體質本身就熱。《黃帝內經》中有一句話：「陰平陽祕，精神乃至。」也就是說，只有陰陽平衡，人才沒病、有精神。根據這個道理，女性應常用溫和熱，中和自己陰性體質的寒氣，而不生病或少生病。寒涼對女性來說，不是雪中送炭，而是雪上加霜。

寒氣入身，看這三個徵兆

人傷寒氣有三步，第一步是流鼻涕。孩子受寒著涼了會流清鼻涕，大人也是一樣。著涼、流清鼻涕，說明病犯肺衛。肺主衛氣，衛氣是人身體內抵禦外邪的第一道防線，等你開始流鼻涕時，則說明肺所主的衛氣，正在與侵犯身體的敵人打仗，用流清鼻涕來通知你。

有人說：「剛感冒而已，扛一扛就好了。」結果因為自己身體虛沒有扛住，導致寒透過肌膚入腸胃。

流清鼻涕是寒入身體的第一步，寒入腸胃是侵犯身體的第二步。

辨別寒氣是否入體，先看舌苔。不是看舌苔的薄厚，而是看舌苔上有沒有水氣，如果舌苔上面冒著一層溼溼的水氣，和平時的舌苔完全不一樣，這就是中醫所說的水滑苔，表示寒入胃腸。如果你還是不太會看水滑苔，可以結合以下症狀：肚子痛或大便稀，這說明寒已經攻克你的胃腸，且繼續向縱深發展。

寒最後會進入臟腑，損筋骨、傷經脈，像那些寒入心經引起的心悸，以及寒入經絡引起的痹症，例如骨關節病，這裡我們不多說，只說一下寒對女性身體容易造成的損害。

寒對女性來說是雪上加霜。寒更容易讓女性痛，這也是寒的特長，寒勝則痛。人打架時會專撿軟的地方捏，寒也不例外，也會專攻女性最薄弱的環節，也就是陰氣最重的地方——衝任二脈和胞宮。寒使胞宮的子宮壁引起痙攣，進而誘發疼痛，也就是痛經。

除此之外，寒讓胞宮裡的血液，變成血塊或呈現暗紫色，引起行經時的疼痛加劇、月經不調。所以說，辨別寒入臟腑不難，就是看經血顏色，以及是否腹痛。還有，疼痛時，若感覺到小肚子發涼，可以用熱水袋暖一暖肚子，疼痛會明顯緩解，這是因為寒症能用溫熱解。

薑糖水裡加桂枝，溫經祛寒生奇效

外用熱水袋敷等單純的物理療法，會顯得有些不濟，因此，很多女性會選擇喝薑糖水。一般的做法是，把生薑切成非常細的細末，放在火上煮開後再煮三分鐘，加入紅糖喝下。薑糖水能有效解決因著涼引起的痛經以及腹瀉，可以祛除體內的寒氣。紅糖性溫，生薑可以溫中散寒，在驅趕寒氣的同時還能止痛。

不過，我們在雪中送炭時，應再加把火——就是加桂枝。我在前文講過，桂枝首烏茶可以治療手腳冰涼，那麼治療由寒引起的痛經時，我們可以喝桂枝薑糖水：把桂枝打成細粉，在喝薑糖水時加兩克就可以，不用多，每天只加兩次桂枝粉。

桂枝的特長是溫經通陽，它可以入經絡、通陽氣，中和女性體內寒氣的同時，還可以給生薑帶路，讓生薑辛散風寒的藥性無孔不入，不但可以治痛經，還可以治療因寒引起的所有痹症疼痛。

《孫子兵法》說：「知己知彼，方可百戰不殆。」我們既了解了寒氣的來處，又了解了寒傷身體的途徑，自然就知道怎麼消滅它了。

益母草服用有宜忌

成年女性幾乎都吃過益母草顆粒，痛經時吃，月經量少了吃，月經不調的時候也吃，但這樣吃真的對嗎？

進一步來說，益母草能增加子宮收縮的頻率，自然排出子宮內的經血，所以經血不暢時可以吃；月經期吵架生氣，心情不愉快，導致原本很多的月經量，突然就變少了（按：負面

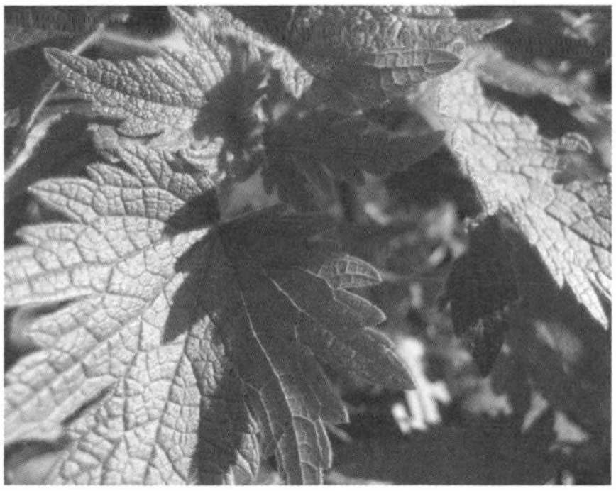

▲益母草能增加子宮收縮的頻率，自然排出子宮內的經血。

心理狀態，如壓力大、緊張、心情不好，會抑制下丘腦垂體內賀爾蒙的分泌，導致卵巢女性賀爾蒙分泌下降，進而引起經量減少），這種情況也能吃益母草顆粒來調理；來月經前游泳、涉冷水、洗冷水澡、過量喝冷飲而導致痛經，月經有血塊、量少，這些情況也可以吃益母草。

服用益母草顆粒時，一般來說，每次喝一袋（五克），一天喝兩次，要連續喝七天。很多病人問：「為什麼是七天？七天後，月經都結束了，還有必要吃嗎？」確實有必要。因為益母草除了能排淨宮內經血，收縮子宮也有利於恢復子宮宮體。

有些女性服用益母草顆粒後出血量增多，在一般情況下多是正常的，但經量過多或月經期超過十天，需要馬上停藥，且及時去醫院就診。

9 不同年齡治便祕，方法大不同

我們先來講一下孩子和老人便祕的問題，然後再針對成年人，特別是女性，給出解決方案。

首先說孩子便祕的問題。臨床多年，我遇到的小兒患者中，十個孩子有四、五個患便祕，比例達到四〇％至五〇％。

管住嘴，兒童便祕不用愁

事實上，孩子便祕，「病」出必有因。你有沒有注意過孩子的小便黃、舌尖通紅、舌苔黃厚？這些都是胃腸積熱的徵兆，如果孩子的舌苔中間發黑，更是胃腸熱極熾盛的表現。

家長遇到這種情況，先不要急著給孩子吃藥，因為大多數胃腸積熱的孩子都有偏食的習慣。例如，肉類食物讓孩子胃腸積熱，因為肉好吃，比青菜香，所以孩子貪愛吃肉。

換句話說，孩子的胃腸積熱也是家長一手造成的，就因為孩子愛吃肉，不吃青菜，爸媽、爺爺奶奶們就專給孩子做葷菜，生怕孩子有一頓吃得少，餓了也瘦了。但結果最後受罪的是孩子。

我教大家一個祛除孩子胃腸積熱的辦法：先糾正偏食，若孩子不愛吃青菜，你就專門做一頓沒有肉的菜，孩子肯定不吃，不吃就不吃，沒有別的選擇，餓極了他自然會吃。

我幫許多孩子看病，所以可以很肯定的說，依現在的生活條件，沒有餓到的，只有吃傷的。以前的小兒疳積（營養不良症），現在幾乎已經絕跡。

當孩子餓到一定程度、飢不擇食時，會吃什麼都香。孩子這時候也發現，原來青菜的味道也很好。

另外需要家長注意的是，要戒掉孩子的零食，讓孩子吃正餐，不要讓孩子喝飲料，最適合孩子的飲品就是水。也有很多家長說孩子的脾胃弱，不能吃水果，因為水果是涼性的，會傷到孩子的脾胃。

這種認知可說大錯特錯，因為這麼做，影響孩子大便乾。要知道，**水果的涼性比任何藥物還能瀉胃腸積熱**，而且水果裡的維生素和微量元素，也是任何零食與保健品不能比的。所以，一定要把大自然賜予的美味水果給孩子，還要吃應季的水果，甚至是乾果等。乾果裡面有很多植物的油脂，能潤腸通便。

另外，吃硬乾果有利於孩子發育上下頜，讓牙齒出得整齊，而且下頜骨發育好的孩子長得也好看，牙齒長全了，就不用花大錢去矯正孩子的牙齒，可說一舉多得。

老年人便祕，不可輕忽

老年人身體機能下降，腸道蠕動變緩，很容易引發便祕。相比兒童，老年人的便祕問題要麻煩得多，因為便祕嚴重會引起其他併發症。我曾遇到一位六十多歲的患者，由於便祕引起血壓升高，甚至因為高血壓，相繼引發腦血管意外。

我記得有一位朋友的爸爸七十多歲，也是因為便祕，早晨排便時，因太用力而誘發急性腦出血，因為出血量大，而且還是腦幹的重要部位，還沒到醫院就去世了。

想解決老年人的便祕問題，須分輕重。輕症的便祕可以吃麻仁潤腸丸，其成分有火麻仁和郁李仁，這些潤腸通便的藥，藥性沒那麼強，適合老年人吃。

如果老年人便祕嚴重，可以吃搜風順氣丸，這種藥的藥效比麻仁潤腸丸要強一些，裡面有酒炙（按：將切製後的藥物，加入定量黃酒拌炒）的大黃，瀉下的功效較強。這兩種藥都有OTC標誌，可以給老人吃，但也一定要看清上面的禁忌。

為什麼給老人看病就要說藥呢？因為老人們吃飯也好，生活習慣也好，一般都很講究，有規律，所以老人的便祕大多都是活動量少，身體機能下降，腸蠕動差引起的，完全可以用這些副作用小的中藥丸去調理。

解決女性便祕，先瀉腸道積熱

成年人便祕大多是自作自受，在這裡我不會給具體方法，只講透背後的病理，希望藉此改掉成年人的不良生活習慣。

成年人中，女性便祕患者偏多，且多來自不良的生活和飲食習慣。醫生用藥治病，只能治好一時，就算吃藥治好病，若沒改掉習慣和生活方式，還是會便祕。

臨床上一些長期便祕的女性，吃過果導片、通便靈，每天喝番瀉葉，也嘗試喝蜂蜜水、淡鹽水，或是順時針按摩腹部等方法，都只能暫時緩解問題，如果不解決腸道積熱，是無法根治便祕。

腸道積熱是出現便祕的根本原因，這些熱都是從哪裡來的呢？辛辣的食物使腸道生熱；水喝得少會形成腸道津虧症，就是結腸內缺水；不運動會讓腸蠕動減慢；過多的甜食和麵食等高蛋白、高熱量的食物也讓腸道內生熱……這些原因就是病根。

祛除這些病根的辦法，只要平時多加注意，成年人就能做到，所以，能不能調治好病，就看自己。

最後我說說自己的經驗，因為我多年來已經養成自律習慣，幾點起床、幾點睡覺；什麼該吃、什麼不該吃，都能控制住，所以我從沒便祕。我不論什麼時候，大便只要一分鐘，有時候甚至是一天大兩、三次，這對我來說很正常，所以，更不可能吃什麼治療便祕的藥了。我們常說六腑以通為用，這個「通」尤為重要，要做到通，重點是自律，保持良好的生活習慣，而真正理解了這層意思，並照做，便祕自然也就慢慢遠離你了。

10 刮痧拔罐也分人，體弱者不要拔罐

很多女性各有各的保健招術：有喜歡吃保健品的；有喜歡刮痧的；有過一段時間就去拔拔罐，說這樣有助於身體排毒；還有一些人喜歡按摩，時不時去做足療……雖說方法各異，喜好不一，但花錢消費的最終目的，都是延緩衰老，維護身體健康。

我在門診上幫一些女性看病，經常會聽到有人吃保健品吃到臉上起痘，快要四十歲的人了，好像又過了一次青春期；有人吃了保健品後，大便乾、口苦咽燥、舌苔變厚；還有人吃得拉肚子、腹瀉，一瀉就是十多天，倒是省了吃減肥藥，胖子倒還算幸運，若是瘦子，可能因此腹瀉住進醫院。

這都不算什麼。還有很多女性因為吃保健品，吃得月經不調，每次月經不是提前，就是錯後，原來正常反被保養得不正常。

說來也怪，有很多四十多歲的女性吃保健品，是為了保護自己的卵巢不早衰，使

自己老得慢一些，皮膚更好一些，誰料會適得其反，結果是四十五、四十六歲，還不到絕經的年齡，月經就沒有了，這花錢買的保健品，倒成了致病的藥，沒有變得年輕不說，還提前衰老，只能自認倒楣。

我注意過這些保健品的成分，大多含有礦物精、松花粉、蜂膠、高蛋白，以及一些高科技提取的精華；還有一些保健品裡面含有人參、鹿茸、大棗、阿膠、枸杞之類有補益作用的中草藥，這些藥大部分是溫補。

保健品不能亂吃。在吃的時候，要細心觀察自己有沒有什麼不適。如果說吃了長痘、大便乾、小便黃等症狀，就說明該保健品是溫性，偏補。怎麼辦？吃保健品的同時，在空腹的情況下，可以吃性涼的水果。舉例來說，在飯後兩小時，胃差不多排空了，吃點香蕉、奇異果、蘋果，用水果的涼性，來抵消保健品帶來的熱。但如果吃了水果，不但沒有抵消，反而出現口苦、喉嚨乾、口舌生瘡，甚至是流鼻血、月經提前，那就一定要停藥，不能再吃。

有些人吃保健品會引起腹瀉，如果是輕微的腹瀉，可以先吃桂圓、喝點薑糖水。如果這樣還是不能緩解症狀的話，則表示其成分含有強烈刺激腸壁的西藥成分，這種成分大多用在減肥保健品上，出現這種情況一定要停藥。

如果出現便祕，長期使用這種保健品會產生依賴，導致只要停藥，大便就不通，也因為長期刺激腸壁，形成慢性腸炎或慢性結腸炎，甚至是更嚴重的腸道病，到了那個時候就得不償失了。

刮痧拔罐也分人

除了吃保健品，刮痧也很受青睞。刮痧是中醫傳下來養生治病的好方法，但並非每個人都適合，一般來說，**體內有實火、實熱的人才適合刮痧**。大家可能不太明白這個詞是什麼意思，還是說症狀更直接清楚，比如發燒、大便乾燥或便祕、易患口腔潰瘍、長針眼、目赤腫痛的人比較適合。

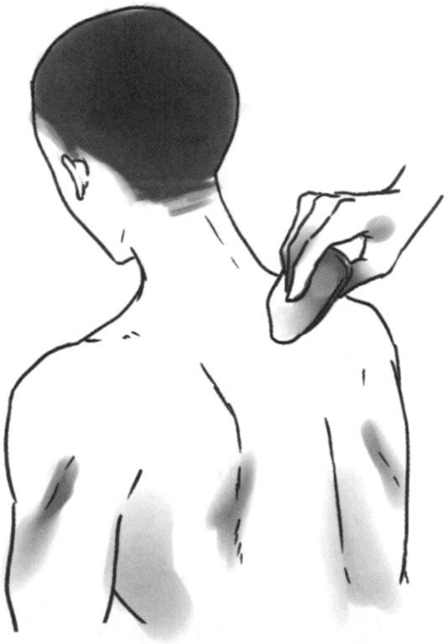

▲體內有實火、實熱，如發燒、大便乾燥或便祕等，這類人才適合刮痧。

中醫認為腹為陰，背為陽，主一身之陽氣的督脈也在背部，所以在背部刮痧，可以瀉（按：指疏通經絡）和排毒，使體內的實熱或實火從背部的陽經排出來。記得有一部電影叫《刮痧》，有段劇情是孩子發燒，但因找不到醫院，於是爺爺幫孫子刮痧，結果孫子順利退熱。

反之，如果體弱多病、嬌小柔弱、整天手腳冰涼的女性，也去刮痧，去瀉和排毒，結果只會越刮越虛，還不如吃補品更有效。

拔罐也是。拔罐的適應證是風、寒、溼、瘀入經絡，引起不通則痛，患了肩周炎、風溼、關節炎，身體某個部位痠脹痛，以及諸多骨關節病引起的疼痛的時候，可以用拔罐治療。拔罐會拔得皮膚青紫、出血，或拔出許多水泡，那是邪毒外出，瘀祛新血自生，經絡也就會變得通暢，痛自然消失。

所以，如果沒有哪裡不通而引起疼痛，就沒有必要拔罐，如果硬要做拔罐，反而會因拔罐導致皮膚的毛孔張開，體內的氣外泄，邪氣更易乘虛而入，身體變得更容易虛。除此之外，體弱的女性最好也不要拔罐，即使拔，次數也不要太多或時間太長。因為拔罐更適合體壯的人。

為了不讓大家濫用這些方法，中國把拔罐、刮痧、足療等這些理療的功能康復法，都列入中醫按摩的範疇，並設立專業——中醫按摩學。按摩醫生會根據你的體質和病情，來判斷你適合刮痧、拔罐還是足療。用這些理療方法治病，也需要專業技能。所以，以後無論去按摩、刮痧或足療，要去專業的中醫按摩店，最好還要看看幫你做理療的技師，有沒有專業的技術職稱證書。

看完這些內容，相信你就不會亂保健了，既不會花冤枉錢傷身體，更不會讓那些製作保健品的不法商販有機可乘，也不會讓那些沒資質、一知半解的技師有利可圖。

推督脈，夫妻互推最有效

刮痧痛，一般人受不了；拔罐、留罐的時間稍長，會起泡，所以這些看起來很簡單的方法，並沒有真正普及到更多的家庭。在這裡，我向大家推薦一種最簡單的方法：推督脈，就是推後背的脊柱，夫妻可以互推。

方法很簡單，裸背趴在床上，用手掌根部，由尾骨向上推至頸部的大椎穴，連推五十次，熟練後可以稍加快動作。推完五十次後，你會感覺背部火辣辣的，但很舒服。休息五分鐘後，可再互做一次。

到了第二天，你會發現對方的後背長很多痘痘，但臉色、精神、腸胃、消化功能等明顯得到改善。

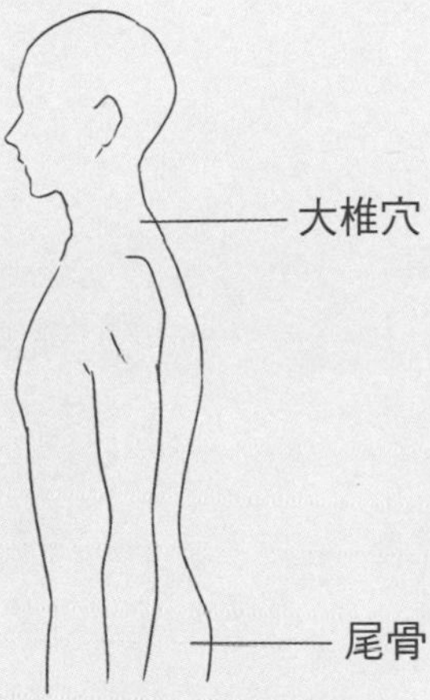

這種方法很適合臉上容易長痘痘、便祕、月經不調、口臭、肝火大、體質偏熱的人群。督脈是一身陽氣聚集的地方，推督脈就是給陽氣和火一個宣瀉的途徑，比吃清熱瀉火藥，由腸道排出，更直接。

如果每週能給自己的另一半或家人推兩、三次，身體都會改善很多。

第三章

辨體質，正確調養，凍齡易瘦

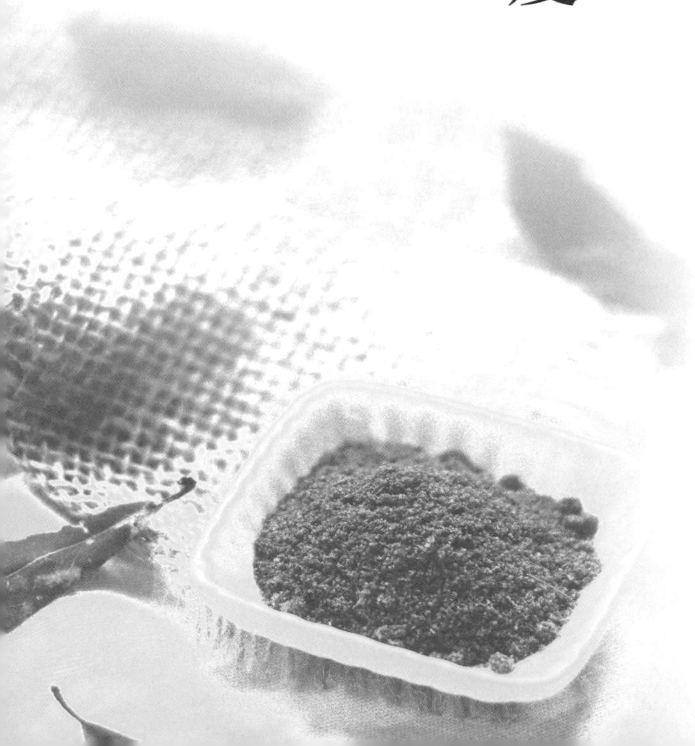

1 突然過敏、爛臉，是體質在改變

這些年，我接觸過的過敏病人一年比一年多，是生活條件影響，還是其他原因造成的？

有人對花粉過敏，他們會出現打噴嚏和流清鼻涕等症狀，以至於沒辦法專心上班，嚴重的話，乾脆躲在家裡不出門。如果非得出門不可，也需要把自己裹得嚴實。這是花粉過敏引起的過敏性鼻炎。

過敏性鼻炎還不算太嚴重，更嚴重的是過敏顏面，也就是臉部過敏。有患者說：「我一直用這個化妝品，而且用了好幾年，從來沒有過敏過，但這幾天晚上睡覺前塗完後，覺得臉上有點癢，也沒有在意，但到了隔天，臉腫得像被人打一樣，甚至兩個眼皮都腫得成了一條線，還很癢，非常難受。」

甚至，一到春天，有的病人出門稍被風一吹，渾身就起雲片一樣的疙瘩，越抓越癢，越抓越多。這種情況也不是只在春天才有，說不定在哪個季節，突發這種症狀，一點預兆都沒有。

還有一種現象很奇怪，我遇到過這樣一位病人，她正值更年期，某天早上跟平常一樣吃粥、雞蛋、牛奶，但是她吃完這頓早餐後，渾身起蕁麻疹，甚至還有輕微的腹痛、腹瀉。

從開始過敏的這一天起，她就像換了一個人，對原來很多不過敏的東西都開始過敏，而且不只皮膚過敏，連內臟，尤其是腸道也出現過敏，像腹痛、腹瀉就是內臟過敏所引起的症狀，甚至有時候還出現憋氣、氣喘等不適。她去醫院一查過敏原才知道，她竟對每天都吃的雞蛋和麵粉產生過敏。

很多人出現過敏，都習慣去醫院查過敏原，希望確切檢查出，到底是對花粉、海鮮還是塵蟎等過敏，日後避免接觸這些過敏物就可以減輕或不發病。但是很多人檢查不出過敏原，卻接連不斷出現過敏症狀，只能在出現過敏時吃抗過敏的藥。

中醫沒有皮膚過敏這個詞，只有外感和內因。外感就是感受時間之邪或疫癘之氣，入侵人體而發病，就如同春季花開。

空氣中摻雜著花粉就是外感邪氣入體。邪氣入體之後，發病與不發病，是體質所決定的，簡單的說，就是不同體質不同免疫力。

內因就是內熱、內火、內溼生毒，薰蒸皮膚，透於表皮而發病，說得簡單一些，這些內因就是來自現在安逸的生活和無度的飲食習慣。

曾有一位病人，她說每次自己出現過敏非得要打點滴才能好，一了解才知道，點滴的成分就是維生素C、地塞松之類的賀爾蒙，還有葡萄糖酸鈣等，這裡面起主要作用的就是大量的賀爾蒙。她說每次輸完液，胃口亢進，總是覺得餓，食量也很大，自己在開始過敏的這段時間裡，體重約重了十公斤，尤其是臉、前胸、後背和肚子上的肉變多，胳膊和腿還是跟原來差不多。這就是典型的賀爾蒙後反應，發胖還只是肉眼能見的後遺症，看不到的更可怕，像是賀爾蒙引起的骨質疏鬆、免疫力低下等對身體的傷害更大。

我們來說根源，為什麼最近這些年皮膚過敏症的發病率這麼高呢？到底是什麼導致我們體內的免疫缺陷，導致體質的改變？

根源就是生活方式的改變。

很多人每天晚上十二點以後才睡覺，還有些人乾脆晚上不睡白天睡。年輕人懶得自己做飯，餓了吃一包泡麵，家裡會常備一些零食，以供不時之需。在城市叫外賣，也越來越方便，只要有錢，想吃什麼隨時都可以，現在還閃送（按：一家中國的同城快遞企業，該公司宣稱在同城，快遞能在六十分鐘內送達），想吃辣條（按：中國的傳統零食，通常用牛筋麵製成）、鴨貨（鴨滷味）之類的開胃零食，只需要打個電話，十幾分鐘就能搞定。

你不妨想想，任何帶有包裝的食品，為了保鮮，裡面都會添加一些亞硝酸鹽之類的防腐劑，雖說劑量是在法律允許的範圍內，偶爾吃一、兩次還可以，如果經常吃，就會攝入量過多，對身體造成損害。再有就是很多經過加工後的速食品，保存時間稍久，就失去食物本身的營養價值，裡面除了油和熱量之外，毫無營養可言。

很多皮膚過敏的人，大多是一些生活不節制的年輕公司白領，反而老年人過敏的非常少。因為無度的生活習慣和飲食，悄悄的改變年輕人的體質，進而影響身體的免疫力。

外賣隨叫隨到並不代表過得好，有品質的生活才算過得好：晚上十點前睡覺，睡覺前不要吃太飽，因為晚上沒有運動，吃半飽即可。晚上十點到凌晨六點加起來八個小時，現在成年人一般有七個小時的睡眠時間就足夠。早上在五點半左右起床，起床喝杯水，養成運動習慣，在室外慢跑半個小時以上。若碰到霧霾天，則可以在家裡鍛鍊身體，先伸筋，把筋拉開，拉筋至少要十分鐘，至於要做什麼動作可以在網上搜，很多健身網站有拉身體各個部位筋的動作，你只要跟著做就好。然後在跑步機上再跑二十、三十分鐘，女性最快不超過八速（按：即跑步機上的數字設定為八，通常指速度約七．五公里／小時至八．五公里／小時），跑到出汗為止。

調理過敏這種免疫缺陷性疾病，沒有速效藥，它不像感冒發燒那樣，吃點藥燒就能退下去，病就能好。提高身體的免疫力，最重要的是日積月累的運動來強身健體，來獲得充足的氣血和精氣。這種免疫缺陷不是一日得來的，更不是幾天就能恢復的。戒掉當宵夜吃的辣條、泡麵和外賣食品，實在覺得餓，可以吃一根黃瓜和胡蘿蔔等來充飢，這些食物健康，沒有熱量，雖寡淡無味，但對身體卻是有益無害。

其實中藥也有很多可以調理過敏，比如防風通聖丸和蕁麻疹丸。有人說自己曾吃過這藥，但覺得效果不好。的確，它沒有西藥效果來得快，想真正杜絕過敏，你就按我上面說的方法去做，過敏是在提醒你身體到了極限，只有改變體質才是關鍵。

2 長痘體質都是自己造成的

癤腫，也是我們常說的「火癤子」。前文我提到一位患者因為亂用補藥，導致腰部長癤，不過本節講述的內容和前面略有不同。

血熱生癤腫，涼血為首要

溼疹是渾身起小疙瘩，皮膚搔癢，癤腫則是局部紅腫跳痛，疼痛難忍。它從皮下往外突圍，可不單是毛囊炎引起的小痘痘，隨便塗點藥膏就能下去。如果長在臉上，處理不好就會留下一個坑，不但受罪，還影響美觀。我曾遇到一個患者，每年都會長一、兩次很嚴重的癤腫，時間長了，兩頰皮膚留下很多痘坑，坑坑窪窪，想恢復原狀都難。

癤腫的形成不是一日之寒，從皮下的囊性腫到感染化膿，需要一個過程，這個過程的幕後推手就是人的體質。所以想預防癤腫，得先調理體質，調理體質就是要把癤腫扼殺在搖籃裡。

每年一立春，門診裡皮膚病患者就會增多。

春季多風，我們說過風為百病之長，春季的很多病都是因風引起。風和熱毒結伴入侵肌膚。想要祛除體內的熱毒，就得做好涼血的工作，不然持續累積熱毒，再加上不良生活習慣和精神壓力，就會形成血熱的體質，長痘痘甚至是發癤腫，肯定是早晚的事。

要記住，對付痘或癤腫一定要先解決內因——血熱。如果不解決血熱，就算這兒好了，其他地方也還會長。

針對血熱，最關鍵當然就是如何涼血。

我們先來說說血熱的症狀。血熱的人，上火是第一症狀，上火一般不會放過頭面部的任何一個器官。火會消耗體內的氣血、津液，容易口渴、口乾，火上行到頭面部，會眼睛乾澀，甚至是脹痛，長針眼；或者鼻子出血，牙齦腫痛，耳鳴；向下走就是小便黃，大便乾燥，甚至是臀或腿上生癤腫。有病人說他一星期都沒大便，這也就代表熱毒長期淤積在體內，日久還會引起面色晦暗，長痘長斑。

祛這種程度的熱毒，可以用連翹敗毒丸。一般血熱便祕的人吃一袋，大便就會通，甚至比很多瀉藥都好用。

西醫用藥量的多寡，一般會按照人的體重計算，中醫和西醫一樣，也要根據身體重量決定藥量。同樣是血熱體質，身材瘦小的女性吃一袋就會腹瀉，身材高大、健碩的男性可能吃一袋或一袋半才開始有反應。藥量要根據自身情況調整，一般停藥後拉肚子就會好，也無須緊張。

連翹敗毒丸清熱解毒，藥性苦寒，易刺激腸胃，服藥後會拉肚子，也是排毒的途徑之一。要注意的是，不管用什麼清熱解毒的藥，一旦出現腹瀉不止就必須停藥，因為多次腹瀉會損傷腸道黏膜，引起腸炎，我們絕不能拆東牆，再補西牆。

以上算是血熱的初級階段，在這個階段我們用連翹敗毒丸等，能清熱解毒的藥提前調理，一般來說，能在瘡腫萌芽階段解決問題。

瘡腫的形成除了內因，還有外因。有時候，可能起初只是一些皮膚上的小毛囊炎或粉瘤，原本可以和平共處，你偏偏要擠，外力的擠壓就會導致二次感染。還有的瘡子長在臀部，久坐或運動摩擦也會誘發二次感染。

所以我們需要注意的是，若是輕微的毛囊炎，沒有破掉，一定要管好你的手，嚴禁擠壓，可以塗點莫匹羅星、夫西地酸乳膏這類的抗菌藥膏。擦藥前最好先用優碘消毒局部皮膚，白天的時候可以外敷無菌紗布，晚上不外出活動，睡前塗上藥膏，經過一晚上的吸收效果會更好。

一旦因病情加重或操作不當形成膿腫，甚至膿腫內部會隨著動脈的搏動而跳痛時，就不能自己處理了，要儘早去醫院切開引流，把裡面的膿放出來。這種傷口不能縫合，要下引流條，多次換藥才能痊癒，過程是很痛苦的，切過的人都知道，說句玩笑話，關公的刮骨療毒也不過如此了。

藥食同源，喝茶食療清血熱

有一些人不願意吃藥，他們總覺得吃藥有副作用。接下來，我們就重點講一下如何在日常生活中，用茶飲和食療的方法改善血熱體質，既簡單又方便。

現在有很多人喜歡喝茶，比如有的人用羅漢果泡茶治咽炎，也有人泡枸杞補肝腎。我們可以用金銀花泡茶飲來清血熱。金銀花可以清熱解毒，喝茶的同時也可以攝

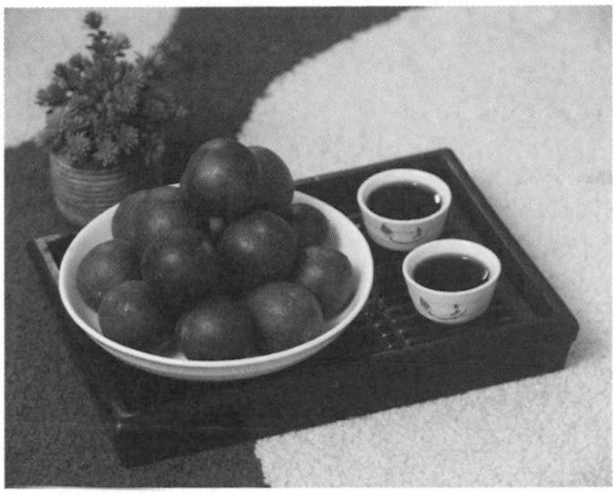

▲羅漢果，俗稱神仙果。含有羅漢果甜苷、多種胺基酸和維生素等藥用成分，主治肺熱痰火咳嗽、便祕等。

入大量水分，更有助於利尿排毒。

還有一種食療方是馬齒莧。馬齒莧在各個地區都很常見，夏季一般是它的生長旺季，可以在夏季多采一些晒乾備用。馬齒莧是很好的涼血食材。我經常在夏季的時候弄點新鮮的馬齒莧，用水焯後涼拌吃。

焯馬齒莧時一定注意存性。中醫所說的存性就是留存其藥效。換句話說，水焯馬齒莧時要注意火候，在它剛要軟，但還沒軟的時候是最好的。這時的口感好，又不失蔬菜的營養成分，還能體會到每一種食材最初的味道，一旦把菜燙爛，吃了也沒什麼意義。

吃馬齒莧時，不需要放醬油、醋之類的調料去調味，如果覺得味道淡，放點鹽就行了，這樣最能發揮它的原始藥性。

春季馬齒莧一般比較少，可以去藥房買乾的馬齒莧放在水裡泡發，切碎，加上點油和調料，做成菜團子吃。如果工作很忙，沒時間做飯，也可以直接加工從藥房裡買來的馬齒莧，用擀麵杖擀一擀，或者用搗蒜杵搗碎即可。如果覺得直接泡水不衛生，就先加濾網用開水沖一下再泡，這樣既衛生，又容易泡發。這些方法都可清熱、解毒、涼血，用的也都是中藥最原始的食材。

藥食本來就同源，但要記住，不管用什麼中草藥泡茶，最好都不要放糖。一是因為糖吃多了，不容易代謝，容易上火；二是喝中草藥泡的茶就要原汁原味，這樣才能充分發揮其藥性。

需要大家注意的是，清熱解毒的中草藥都會苦寒偏涼，本來就有胃灼熱、反酸的症狀，或有胃病史的人，一定不要空腹喝，可以在飯後半小時服用，喝的時候如果引發胃痛必須停藥。要記住不管什麼涼藥，如果出現腹瀉，甚至是手腳發涼，嘴唇發麻，一定要停藥。

3 同款養生茶，她越喝越美，妳越喝越憔悴

人們經常會自製各種養生茶，比如泡些枸杞、菊花、玫瑰花等。自製養生茶時，要注意一點：了解自身的體質以及所用食材的藥性。選擇食材時，我們一定要對應自己的體質，千萬不能胡亂服用。不管是花，還是剛出土或摘下的中草藥，在沒炮製加工的情況下，很多都帶點小毒，如果吃錯了，身體很難代謝，不但不養生，反而吃出問題。

所以，你要先了解自己的體質，起碼也要知道自己是寒涼體質還是溼熱體質。其次，不管你喝的是玫瑰花茶還是菊花茶，一味藥還是多味藥，都一定要先搞清楚藥的藥性，是寒是熱，還是平補的？如果你連這些最基本的情況都不了解，就瞎泡瞎喝，時間一長，肯定會喝出毛病。

我們經常看到很多人泡枸杞茶喝，但並非什麼人都適合枸杞。因為枸杞的藥性偏

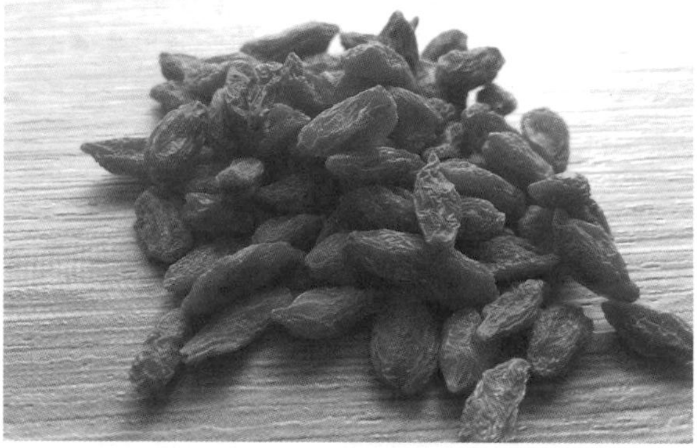

▲枸杞藥性偏溫補，若大便乾硬、牙齦腫痛、鼻出血、本身容易上火，就不能喝溫補的枸杞水。

溫補，如果你本來就大便乾硬，牙齦腫痛，鼻出血，本身就上火很厲害，這時就不能喝溫補的枸杞水。即使是火小，喝多了也會釀成大火。更不能喝枸杞泡的酒，酒是打頭陣的先鋒，可以引藥入經，如同點火助燃。

經常有人找我看病，說自己扁桃腺腫得很大，痛到連水都難以下嚥，我看也沒有感冒的症狀，結果一問才知道，她每天都要喝二兩的枸杞酒，這就是病因。

對付這種熱的體質就要用涼藥，可以用白茅根，這是春季的時令中草藥，還可以用綠茶泡白茅根來助藥性。白茅根清熱、解毒、涼血、利小便。白茅根和綠茶配伍可以降火，但也要注意，有胃病的人不要喝涼的，茶的溫度要和體溫差不多，這樣才不會傷胃。如果胃沒有問題，可以喝涼的，也要少喝，不能一下喝飽，要分成多次喝，這樣才能起到既調病、又不傷身體的目的。

再說說常見的菊花。菊花大致上分兩種，一種是發甜味，一種較苦。你可以在放糖前注意區分它是甜是苦，兩者效果絕對不一樣。甘甜是歸脾胃，性平，偏重於溫補，又可以調脾胃；而發苦的偏重清熱解毒，這也是中草藥苦寒可以清熱的道理。

曾經有朋友問過我一個問題：「有些常見的中藥，比如金銀花、玫瑰花之類的各種花茶，很多藥店都有賣，但價位相差卻非常多。為什麼？」

其實價格產生差距的原因主要有兩個：一個是烘製手法，這個我們暫且不提；另外一個就要看它是不是道地藥材。什麼樣的藥材才是道地藥材呢？真正的道地藥材是純野生，甚至是從深山裡採來的，就跟古人治病上山採藥那樣，沒有任何汙染，是純綠色的。

但說實話，現在在市場上買得到的藥材大多是人工培育的，我們已經很少能找到那種純天然的藥材了。這時我們就要關注藥材本身品種上的差異了，比如說聞味，經常抓中藥的人通常鼻子都較靈敏，溫室裡的藥材味一定比較淡，而室外野生的藥材因有充足的光照，所以味道一定很濃。中草藥是靠味道來歸經入藥的，這也是為什麼很多鑑別中草藥的人，都習慣先抓一把聞聞味。

講了味，我們再借這個機會講講性，也就是藥性。例如，菊花在什麼時候藥性最好？記住，若用花入藥，一定不能用完全開展的花，它最有藥用價值的時候，是在含苞待放的那一刻，這就是花的存性——存在的藥性。

另外，提醒大家，一定要特別注意帶花朵的中草藥。我們經常發現市場上很多花類的藥材都特別好看，這種情況就需要提高警惕，因為這些藥材可能是經過不良商販用硫黃薰製過的，只有經薰製後的花才會特別好看。

舉例來說，我們平時吃的饅頭，你可以買一些沒有任何添加的麵粉，在家裡蒸一鍋，再跟市場上買來的一比就會明白；還有不要買在市場上看到特別白、特別好看的銀耳，也是這個道理。雖然經過薰製，確實會讓一些商品的賣相更好，但是其中殘存下來的物質，對身體的害處遠遠大於它的品相。

所以我建議大家，無論泡任何的茶或者中草藥食材，哪怕你覺得它再乾淨，第一泡的水也要全部倒掉，之後再泡，再飲用，這樣相對更健康且安全。

我現在向大家介紹一種春季的時令涼血食材——**蒲公英**。蒲公英屬涼性，**適合體質偏熱的人吃**。

有時我在早上去市場，能看見有人賣蒲公英，在以前是看不到這種景象的，這說明現代人對中醫和中草藥的認識更多了。蒲公英是很好的涼血食材，可以治療血熱，但要提醒大家的是，蒲公英藥性最強的部分不是根莖，而是花，尤其是含苞待放的花，就連我們藥房賣的作為藥材用的蒲公英，大多也是以花為主要的原材料。最能發揮蒲公英藥性的最好吃法是用鮮品：直接將新鮮的蒲公英用蒜杵搗爛，用約七十、八十度的熱水沖泡，然後連汁喝掉；當然我們也可以焯水後涼拌食用。

蒲公英清熱解毒的功效較強，如果吃後第一反應是拉肚子，不是因為中毒而腹瀉，而是因為苦寒刺激胃腸所造成的，大多數人一停止服用，便能止瀉，所以不用過於擔心。

但需要注意的是，因為這個藥本身藥性太涼，服用後肯定先刺激腸胃，還是那句話，中醫不管用什麼藥、什麼樣的食材，只要瀉了、通了就應該停藥。如果經常服用，瀉得多了便會損傷腸胃，一旦形成慢性腸炎或慢性結腸炎，就得不償失了。

因為時令食材都是季節性的，過了這段時間就沒有了，所以我們還可以適當學會一些保存時令新鮮食材的方法。比如把時令食材洗乾淨，晾乾後不帶任何水分的放進袋子裡，抽真空，再放到冰箱冷藏，這麼一來，放一、兩個月都沒問題。

家中備著這些中藥食材，比家裡備著藥丸要好得多，而且越是新鮮的中藥食材，藥性會比乾品飲片（按：指初步加工或經過炮製後達到質量標準，直接用於配方的中藥）的效果要強得多。而且你用的時候也很方便，用搗蒜錘一搗，然後倒七十、八十度的水沖服就可以了。

但是這種方法一定要保證藥材沒有農藥。一旦吃了帶農藥的藥材，中毒了該怎麼辦？中毒症狀是什麼？

藥先入胃，如出現嘔吐，那就是中毒的第一症狀，因胃先不能受納（按：受納，生理學名詞。系胃的主要功能。胃腑具有接受和容納水穀的功能。胃氣平和則飲食正常；胃氣逆則嘔吐），只能以嘔吐自保；如果中毒的症狀加重，就會感到舌頭不太靈巧，人中部位感覺麻木，這就是中毒的症狀開始入裡，如果再出現在高熱、神昏等其他症狀，一定要馬上去看急診。

4 有些人就是嗓子愛發炎

嗓子發炎，即嗓喉部位充血水腫，是最常見的上呼吸道疾病。這種看似很簡單的小毛病，是怎麼引起的？該怎麼用藥？用什麼藥？用中藥還是西藥？有什麼好的食療方和茶飲？怎麼預防？

嗓子發炎，小毛病裡學問多

西醫把咽喉這塊的病分為很多種，比如咽炎，又分急性咽炎以及慢性咽炎；扁桃腺炎按扁桃腺的腫大程度，又分一、二、三度；還有聲帶水腫等，我們就講最常見的幾種。

北方人愛吃小蔥蘸醬，如果你晚上貪吃很多，還喝一些白酒，上床後感到口渴但又懶得起來喝水，等到早上起床，發現嗓子腫了。有人是咽炎犯了，大部分人是扁桃腺腫大，腫大至兩三度都有可能。

還有一種情況，晚上吃火鍋，隔天肯定上火。吃完火鍋，大晚上又沒地方能鍛鍊，所以也無法透過運動把這些火給瀉下去，如果正趕上冬天，家裡還有暖氣，比較乾燥，晚上又喝不上水，像這種情況和上面那個吃蔥的情況一樣，只會有過之而無不及。我們不再舉類似的例子，因為太多了，總之都跟火、熱、代謝、運動、水、身體的免疫力因素有關。

上文提到的情況，都是因為吃東西而引起的內因，當然，也有很多情況是外感導致的。

中醫說外感，是風寒或風熱，西醫則指病毒和細菌，這些病毒和細菌的入侵，最後都會直接刺激你身體內的淋巴器官，扁桃腺奮起抵抗，這種抵抗表現出來就是腫大，嚴重的還會引起全身的症狀——發燒。

不管是風寒還是風熱，細菌或病毒，在出現扁桃腺腫大或急性咽喉炎的同時，一旦伴有發高燒，最好去醫院做血液常規檢查，先確診是病毒還是細菌導致發燒。

如果是病毒，就不要再亂用家裡常備的抗生素，任何一種病毒性呼吸道疾病，都存在自癒的可能。在沒有合併支氣管炎和肺炎的情況下，別小看我們身體的抗病能力，一般最多三天，症狀就會明顯減輕，再過幾天就會慢慢康復，整個過程一般不會超過一週。

這種自癒的好處是，讓你不會因常吃抗生素而產生耐藥性，也不會讓你每次生病用抗生素的過程，像在打怪升級，比如這次用阿莫西林，過幾次就得用頭孢菌素，從第一代升到第四代，最後到無藥可用。這還真不是危言聳聽，這兩年，只因小小一個感冒，就要命的案例越來越多。

急慢性咽喉病的調理

我們怎麼調理急慢性的咽喉病？

內因既然從口入，那麼忌口就能解決問題。要做到完全不吃，當然不可能，但吃了後想不發病也不是沒辦法，加速代謝就是最好的解決方法。吃進去的熱和火，透過出汗代謝出去，這樣做能消耗掉這些火和熱量，舉例來說，吃麻辣火鍋，就不能吃得太鹹，更不能再吃很多甜食，因為如果把辣、鹹、甜放在一起吃到肚子裡，可想而知會產生什麼樣的後果，不這樣吃的人，才叫會吃；把吃進去的代謝掉，這叫有法。

看病時，人們經常聽到醫生反覆說：「要多喝水。」這句話已經成了醫生的口頭禪，但很多人卻不當回事。

喝水是瀉熱排毒非常好的途徑，我認為不論喝什麼飲品，都不如喝水，我在前文也提到一天要喝兩千毫升，大約四瓶左右的礦泉水，喝水多可以利尿排毒，得腎結石的概率也會降低。

還有，很多人患有慢性咽喉炎，這些人大多是職業影響，比如歌手、老師等。很多患者說這個病很難治，還有人說自己吃了很多抗生素，但還是治不好。

我現在明確的告訴你，這個病非常好治，這個治法不用藥，是注意生活方式。你可以問問自己，有沒有貪酒、抽菸、熬夜、過食辛辣；有沒有拿飲料當水喝；有沒有規律的運動健身，以增強自己的體質……如果這些你做到了上述方法，慢性咽炎就會不治而癒。

目前市面上非常多治咽炎和扁桃腺炎的非處方中成藥，像養陰清肺丸、黃連上清丸、清火丸、銀黃顆粒、清熱解毒顆粒、蒲地蘭、蘭芩等，幾百種都不止，以至我們不知道該吃哪一種效果更好。

這些都是清熱瀉火的藥，吃哪種才對症？應該怎麼選呢？

第一步，先選擇有OTC標誌的非處方藥，沒有這個標誌的藥一定要諮詢醫生，看清藥物的副作用和禁忌再吃。

第二步，了解自己的體質。吃這些清熱的藥可以瀉火解毒，中醫用藥講寒者熱之，熱者寒之，一定要對應自己的體質。如果你伴有小便黃、大便乾、舌苔黃厚等這些症狀，你就是熱性體質，可以用這些藥寒之。相反，如果你手腳冰涼，大便稀，甚至還有低血壓、貧血等一系列體虛內寒的症狀，就不對症，不能寒上加寒，就不能用這些藥。

5 肥胖，一定是體質出問題

減肥瘦身已經成了當今最熱門的話題，因為肥胖不光是外形上不好看，還會給身體健康帶來危害。肥胖常會引起體內血脂升高，血脂升高會讓三十、四十歲的人過早罹患心腦血管疾病，還會導致內分泌失調，也易患糖尿病、甲亢等疾病。可以說，肥胖會讓人的生活品質急劇下滑。

我遇過不少靠吃減肥藥瘦下來又反彈的女性，曾經有個二十多歲的患者說：「我吃完減肥藥後，不想吃飯，毫無食慾，勉強自己吃點東西，結果吃完就肚子脹。最近晚上還失眠，經常心慌。」

她吃過很多次減肥藥，靠吃藥好不容易減下去五公斤，但很快又胖回來，有時候一、兩個月就被打回原形。她說沒有辦法，因為試過了很多種減肥方法都沒效，自己又是那種喝涼水都能長肉的人，只能靠藥。用她的一句玩笑話來說：「長點肉跟玩似的，減點肉跟玩命似的。」

我說：「我是醫生，只給人看病，不管減肥，但我可以看看你的體質。」中醫調理身體先要看體質，肥胖也一定是體質先有問題，然後代謝才紊亂。

這位患者確實很胖，身高一百六十公分，體重快八十公斤。她體質熱，有嚴重的便祕，四、五天才大一次，而且很乾很硬，如廁一次要差不多半個小時，每次還得用開塞露。

她因為便祕，還長了痔瘡。之前醫生檢查說是混合痔，得去肛腸科做手術。不光以上這些問題，她最近血壓也高到了一五〇毫米汞柱，醫生開始讓她吃降壓藥。

我看她舌苔黃厚，這種舌苔的人一般都喜歡吃。果然，她平時胃口超級好，但因為怕長胖，很多時候別人吃飯，她只能坐在一旁咽口水。她已經很能控制自己的嘴了，怎麼還這麼容易長肉？自己也不明白到底是什麼原因。

她試過早晨用冷水沖蜂蜜；因為聽說香蕉能通便，所以經常吃香蕉，也喝過淡鹽水，吃肉少，吃菜多……但便祕的毛病一點也沒有緩解。其實這是典型的腸道積熱，我推斷出她是熱性體質，於是告訴她，減肥的第一步要先調體質——先通便。

我讓她先吃一清膠囊，這是清熱、瀉火、通便的藥，藥的說明書上要求每次吃四至五粒，我讓她剛開始吃六粒，一天三次，飯後吃。她說第一天吃了感覺肚臍周圍有點痛，結果一天就解了兩次大便；第二天我讓她每次吃三粒，一天三次，這樣又堅持了兩天；最後三天，我讓她一次吃兩粒，一天兩次就可以，這個時候，她已經可以每天都排便一次，還很痛快，這是因為一清膠囊裡面雖沒有瀉下的成分，但這些瀉火的藥是涼性，專治腸道積熱，吃後自然能通便。

我建議她以後不要再吃香蕉，因為香蕉的脂肪含量要高於任何一種水果；不讓她喝蜂蜜水，因為攝入太多糖，也會轉化成脂肪，長成肥肉。她血壓現在高，就更不能喝淡鹽水，因為攝取過多的氯化鈉，會讓她的血壓更高。她以前自以為有用的這幾點我都給她否定了。

另外，我問她有什麼飲食習慣，她說自己是北方人，愛吃麵食，像麵條、饅頭都是她的最愛，說自己可以不吃任何菜，一頓餐只吃兩個饅頭，她就喜歡嚼饅頭的那種麵香味。因為老公是南方人，她原來不愛吃辣，現在跟著她老公也成了半個南方人，非常愛吃辣，無辣不歡。

我告訴她，要想減肥就要做出犧牲，第一個犧牲的就是麵食，因為麵食的熱量太高，要基本上做到不吃，尤其是晚餐，不要吃麵食和其他主食，當然也包括米飯，可以吃點牛肉和魚肉等，再加上一點青菜，晚上最多吃半飽。什麼是半飽？就是吃到沒有餓的感覺。

我讓她戒掉辣，因為辣可以讓她的胃口越來越好，消谷善飢，舌苔呈現黃厚苔。此外，辣還是她腸道積熱的來源，戒掉辣，是為了不讓她的腸道再積熱，不積熱就不會便祕。

當然，我也告訴她，想瘦，運動勢必不可少。運動加速代謝、燃脂的同時，也可以促進腸道的蠕動，大便也就通暢了。因為她的膝關節在以前打羽毛球時受過傷，過重運動承受不了，所以她只能走路，每天都到公園走一萬多步。

結果，她現在體重五十六公斤，而且她沒因為過快減肥導致皮膚肌肉鬆弛，反而很緊繃，她現在的血壓高壓在一一五毫米汞柱左右，非常正常，再也沒有考慮過吃降壓藥。最讓她感到痛快的是，多年的便祕完全好了，便祕好了，痔瘡也基本沒有了，跟吸收了差不多，就一點點的小皮贅，醫生說也沒有必要做手術了。

講完以上這個真實的案例，我再跟大家講一個朋友的故事。

我有一個好朋友跟幾個人坐在一起吃飯，他們跟我的好朋友打賭減肥，讓她一個月減七．五公斤，如果達不到預期，失敗了，就請大家吃大餐，結果我朋友就用了一個月甩掉八公斤，還超額完成了任務。

她在這一個月，戒掉了所有的麵食，甚至是米飯，包括所有含澱粉的食物都不吃，比如馬鈴薯、紅薯、粉條等食物；她會隨便吃些菜，也吃牛肉、羊肉、魚肉；每天到公園裡走步。在這一個月的時間裡，她幾乎推掉了所有的應酬，沒有再喝酒，白酒和啤酒都沒有沾邊，就這樣成功的在一個月減掉八公斤。

我身邊還有一位類似的男性朋友，身高一百八十公分，體重六十五公斤，他的體脂率百分之十幾，標準的運動員身材。他朋友多，應酬也很多，每週至少有四、五次酒場，吃得也很多，為什麼他能一直保持這個體重呢？就因為他吃飯時，從來都不吃主食。

當然我也不是非得要大家仇恨主食，其實吃主食也有很多好處，麵食裡含有糖，能快速補給我們身體對糖的需求，以免發生低血糖，但就肥胖的角度來講，吃過多麵食是減肥路上的大敵。

6 桃花粉加上挑扁擔，瘦腰又瘦肚

怎麼做才能甩掉肚子肉、瘦腰？很多人減肥一輩子，肚子上、腰上的肉一寸都沒少過，特別是生育過的女性，更難瘦下來。

有不少女性患者除了看病外，總會多問我幾句：「體重增加，為什麼總是腰或肚子長肉？有沒有好的減肥方法？」並感嘆：「成年人的世界，除了容易長胖，其他都不容易。」

桃花粉＋挑扁擔，成功減重三十五公斤

我先講一個真實的故事，一位婦人從產後八十五公斤減到五十公斤。

朋友的另一半在生孩子前，擔心營養不夠，於是一個勁兒的猛吃，生完孩子後，

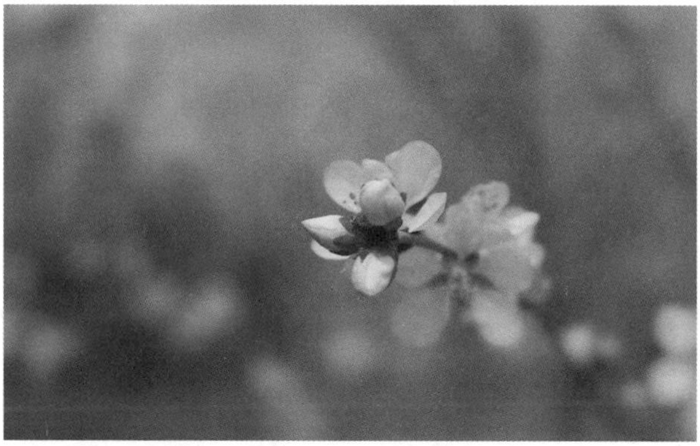

▲桃花能治療水腫積滯、大小便不通等。採集桃花，在陰涼處晾乾，然後磨成細粉，可泡溫水喝。但孕婦不要服用，以避免流產。

從身高一百六十公分，五十二．五公斤的標準身材，竟然吃到了八十五公斤。

孩子斷奶後，她開始了幾年漫長的減肥征程。她都試過節食減肥、針灸減肥、運動減肥、按摩減肥、瑜伽減肥，不能說沒有效，體重終於維持在七十公斤左右。

當時，她三十七歲，孩子八歲，人看上去不算太胖，可離之前的體重，還差近十五公斤，而且這十五公斤的肉大部分扣在腰和肚子上，很不好看。

她找到我，讓我幫助她瘦身。那時正值開春三月，正是桃花盛開的季節，我讓她去採集桃花，在陰涼處晾乾，然後加工成細粉，也就是桃花粉，用溫開水沖服，每天三次，每次七克，相當於一小勺，空腹的時候服用。這個方法來自唐朝醫學家孫思邈所寫的《備急千金要方》。

同時我也教她自創的消除腰腹部贅肉的方法——挑扁擔，這個方法簡單易做，而且很有效果。

具體做法：躺在床上，腳和頭同時翹起來，就像是一根扁擔同時挑起來頭和腳，只有屁股還在床上。這時，你感覺到用力的部位是腰和腹部的肌肉。要長期堅持做下去，每天至少一至兩次，第一次可能連半分鐘都做不了，但時間一長，每次都能堅持幾分鐘，甚至時間更長。

她服用桃花粉後的第三天，我接到她的電話，說大便已經變成一天至少一次，甚至是兩至三次，次數多也不稀，還很痛快。她高興的說：「很久沒有體會到這種暢快的感覺了。」她也堅持練習挑扁擔的動作，剛開始練的兩天，肚子和腰部的肌肉特別痛，痛得都不能俯身撿東西。我告訴她，過幾天疼痛就會消失，一定要堅持下去。

果然，一個月後，她不僅回到原來的體重，久違多年的小蠻腰也顯現出來了。

其實，剛才講到的兩個消除腰部贅肉的方法中的第一個小祕方——桃花粉，在《本草綱目》中早有記載，能治療水腫積滯、大小便不通等。桃花長在枝頭，藥性卻是向下走，下走最能通便，便祕的人最易發福長肉，小小的桃花正是減肥的良藥。

三月的桃花是天然的無毒中草藥，萬物復蘇，唯有桃花提前綻放，不會因噴灑農藥而受到汙染，愛美的女性一定要收藏起來。要注意的是，**桃花藥性向下，蘊藏了深**

冬的涼性，所以已懷孕或者準備懷孕的女性不要服用，以免久涼下氣，而導致墮胎流產或不易受孕。

第二個方法是我的自創動作——挑扁擔。運動量不大，也不需要耗費很長的時間，哪裡需要減哪裡。

前述兩個方法，不用花大價錢，就能讓你找回自信，重塑你的小蠻腰。

運動＋食療，減掉贅肉很簡單

為什麼你覺得自己每天活動量也不少，可腰腹部的肉總是只增不減？最關鍵的原因是沒有忌口。半個饅頭的熱量可能大於你運動半個小時消耗的熱量。專業健身的人，他們的體脂控制在九％至一〇％，他們如何運動減肥呢？運動前吃東西，可以隨便吃，比如他吃了一個饅頭，但是透過連續運動、代謝一個半到兩個小時，饅頭的熱量已經完全被消耗掉。不過一般人的運動量沒那麼大，按這個比例來說，別人結合有氧和無氧運動，然後活動兩個小時，大量出汗，早就代謝掉一個饅頭的熱量。而我們吃完可能就坐不動，怎麼可能不長肉？

可能有不少朋友對前文提到的體脂感到陌生，僅從字面上解釋，體脂就是體內的脂肪。我們每個人都有體脂率，女性的理想型體脂率為一七%至二五%。舉個很簡單的例子，大家看走臺的模特，她們的真實體重並如果們所想只有四十多公斤，有的體重甚至比你想像的要重。為什麼她們都有很標準、很健康的體型？是因為她們沒有多餘的脂肪，都屬於理想型體脂率，也就是說，身高相同，體重一樣，體脂率標準的女性身材就很勻稱，而我們大部分人，脂肪都堆積在了腰腹部。

減脂的方法很多，給大家一個「管住嘴」的食療方。

打碎的玉米粒、薏仁各半碗，加三倍水，放在電飯煲裡，設定好時間，早上起來泡發得特別好，煮起來也快。而且吃這種東西，飽得快，同時也不容易餓。隨便吃，沒有什麼熱量，而且玉米對體內祛溼效果特別好。

女性的賀爾蒙水準本來就低，本身不容易長肌肉，所以就得吃這種不含熱量，或熱量含量較低的

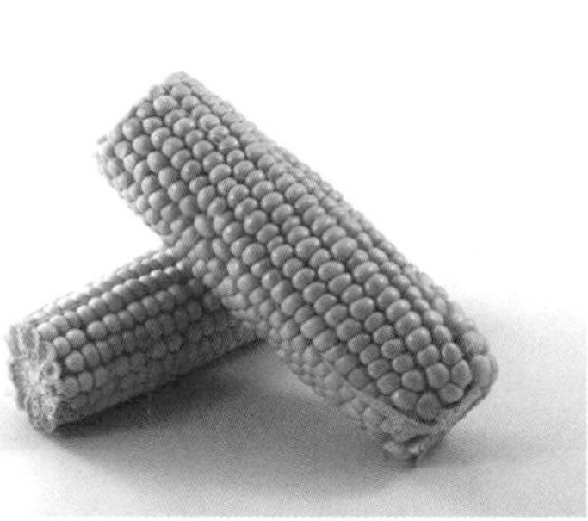

▲玉米祛溼效果好，跟薏仁一起煮來吃，易飽、不容易餓。

食物。

運動可以結合有氧運動和無氧運動，比如：有氧運動——快走、慢跑、游泳，幫助你燃燒脂肪；配合飲食，可以再補充一個雞蛋或者兩個蛋白。

這個玉米薏仁粥搭配兩個蛋白，再加上適量的運動，非常有利於減脂，甚至能練出馬甲線。

結合我本人和許多朋友的減肥經歷，用中醫辨證看，我想告訴大家，光憑單一的一種方法，沒辦法瘦身、減贅肉。減肥前，先辨清自己的體質，然後對症食療，再加上行動，做到這些，減掉贅肉其實很簡單。

如果你想真正瘦腰，晚餐儘量戒掉糖和麵食，晚餐不管蔬菜還是適量的水果都可以吃，甚至可以吃些肉，只要不吃麵食，加上運動，一個月的時間就可以瘦下來。

7 瘦子常有的煩惱：便祕、經量少、不孕

當減肥成為大部分女性的終生追求時，偏偏有那麼一小部分女性因為自己太瘦、太骨感，所以想增肥，比如身高一百七十公分，體重不到五十公斤的女性。

我原有一個同事的女朋友就是如此，這位女性無論人品還是長相；家庭背景或學歷，都門當戶對，可就是太瘦。當兩個人決定要結婚做婚前檢查時，查出來她有輕度貧血，賀爾蒙水準也稍低，婚檢醫生告訴她，最好找個中醫調理一下，不然照這樣下去，將來不易受孕，別因為這個原因，影響婚後的夫妻感情。

別人整天吵著要減肥，她卻想讓自己長肉。她在吃飯時，會刻意的多吃，也常吃高熱量的食物，如巧克力、油炸食品等。她聽說吃賀爾蒙能長肉，甚至產生吃賀爾蒙長肉的想法。我告訴她這種方法萬萬不可取。

我先檢查了她的舌苔，發現她的舌苔黃厚，中間位置還微微有點發黑。

我問她是不是有便祕，她說便祕已經很多年了，基本上都是四、五天排便一次，偶爾兩、三天大一次；她口氣也很重，還經常上火；經血的量也很少，經期第一天根本就不是痛快的月經血，而是一些黑色的渣，第二天才有暗紅的血塊下來，每次行經兩、三天就結束了，剛二十六歲的她有點擔心自己會不會過早閉經。

我讓她先吃三盒同仁堂的搜風順氣丸，吃這個藥讓大便通暢後，再吃加味逍遙丸兩盒，最後再吃內補養榮丸三盒。

我建議她少吃或不再吃巧克力或油炸類的高熱量食品，不喝飲料，也不要吃得太甜，總之減少攝入高熱的甜食，把喝茶的習慣改成喝水，抽出時間每天運動一個半小時，自己能承受的有氧運動都可以。

她照我說的去做了。剛開始吃搜風順氣丸的時候，通便的效果沒那麼好，等吃到第二盒的時候，效果開始顯現，竟然兩天排便一次，吃完第三盒就每天大一次了。後來她開始吃加味逍遙丸，按說明書的量，每次一袋，每天兩次，飯後一個小時吃，吃這藥的時候正好趕上來月經，我讓她先停用，月經完了再把剩下的吃完。她複診時說：「這次的月經，第一天就是鮮紅的血，量還可以，第二天少一些，四天才結束，經量明顯好了很多。」自從改變了飲食習慣，吃藥調理後，大便通暢了，原來非常重的口氣也沒有了。我讓她看看自己的舌苔，和以前的一對比，原來的黃厚苔變成了現在健康的薄白苔。

我為什麼三次給她開了三種不同的中成藥呢？因為想做好醫生，看病不能只看一步，要看到三步以上。

第一步，她需要先通便，瀉腸道內的積熱。用搜風順氣丸通大便，是因為這個藥可以潤腸通便，沒有強瀉下的成分，裡面雖含有大黃瀉下，但也是酒炙大黃，藥性緩和許多，除此之外，裡面還有山藥健脾，火麻仁潤下，車前子清下焦熱，菟絲子滋補，補陽又可益陰，溫又不燥，補而不滯。藥治三分，自調七分，改變飲食習慣是解決便祕的根本，不然吃多少藥，都只能解決一時，少吃辣或高熱量的甜品、濃茶和飲料，切斷了腸道生熱的來源，再加上每天喝水和運動加快代謝，自然會帶來改變。她說最近經常感覺到餓，我告訴她，餓也不能一下吃得太飽，要循序漸進。

第二步，用加味逍遙丸調理她的月經，疏肝氣。加味逍遙丸也稍微有一點點涼，調經血的同時，也可以清理她腸道內的一些餘熱。

完成以上兩個步驟，最後的內補養榮丸用來補她的氣血。內補養榮丸的大蜜丸一丸有六克，常用量是一次兩丸。我讓她一次只吃一丸，一天吃兩次，正好減了一半的劑量，原來兩盒可以吃五天，我讓她兩盒吃了十天。經過這樣的調理，她第一個月的體重多了兩公斤，月經也由原來的三天變成了四、五天。我告訴她，藥不用再吃了，只要堅持良好的飲食習慣就可以。前後所用中成藥總共加起來，也不過花了一百多人民幣。

其實身體瘦有兩個極端，一種像前面說的胃腸積熱便祕；另一種是腸胃虛寒腹瀉，這種人就是脾胃虛弱，不吸收、不消化，每天雖吃不多，大便也得要兩、三次，還不成形，稍吃點涼的就會腹瀉，像這種情況下的舌苔一定是少或沒有。沒有舌苔就是沒有胃氣，消化和吸收的功能不正常，吃進去的食物還沒有經過吸收，就排泄了出去，難怪會瘦。像這種瘦，長期下去會營養不良，嚴重的話，身體各方面的機能都會下降，最後因脾胃問題導致出現全身的問題。

碰到腸胃虛寒腹瀉，同樣先要調理腸道，寒者熱之，需要先吃附子理中丸，溫中散寒，調理脾胃。附子理中丸裡有補氣的黨參，溫中散寒的乾薑和附子，還有健脾胃的白朮，但對瘦弱的女性，同樣是大蜜丸，需要先把劑量減半，一天兩次，飯後服用，在症狀逐漸減輕的同時，身體也對藥性慢慢開始接納，再改成正常量，等到大便一天一次，甚至兩天一次的時候，就可以停用附子理中丸。

這時改服補中益氣丸，繼續調理脾胃的功能，連續服用約兩盒，胃口和舌苔就會慢慢恢復，胃腸的功能也就正常了。同樣，也要把不良的生活習慣改掉。

我們天天講治病求根，其實根就是自己的生活和飲食習慣，如果有愛吃零食、愛喝飲料、晚睡賴床的習慣，得統統戒掉。如果你的心態積極向上，身體也會逐漸變好，全靠藥把身體調好，沒有自己的配合那是不可能的，沒有什麼靈丹妙藥能保你一輩子健康不生病。

女性比正常標準還瘦的情況下，一般都氣血虧，常會出現頭暈、失眠、健忘、月經量少、經血色淡等一些症狀。氣血虧就易內分泌失調，賀爾蒙水準低，這也正是很多體瘦的女性為什麼不易懷孕的根源。

有人說：「我用絨毛膜促性腺賀爾蒙注射排卵，也在吃艾附暖宮丸，為什麼還是不能懷孕？」因為用這些藥都不能徹底改變你的體質，不改變體質就很難懷孕。

8 免疫力低，易感冒，用乾蔥葉泡腳

有位年近七旬的老人，從小生活在農村，幹活比較多，小時候家裡沒有洗衣機，所以很常摸涼水，等到年紀大了，手指關節都成了杵狀指，這是典型的風溼病所引起的症狀。夏季還好，但每到冬天手指關節就特別疼。後來孩子們幫老人買了一個泡腳的木桶，她幾乎每天都泡，我告訴她泡腳時放一把乾蔥葉進去。泡了三個月左右，現在不單是手指關節不疼了，就連多年的老寒腿也好了。

乾蔥葉泡腳專治老寒腿以及各種經絡痛。我也曾在以前的書中專門寫過，為此還收到很多讀者的留言，都回饋這個方子非常有效。說起來比較傳奇，這個方子不是我發現的，是我從一個病人那兒得知的，那時候他們一家老小都找我看病，時間長了就變成朋友。他家有老人，我也經常上門服務，出於感激，他告訴了我這個方法。

有人說，聽說過泡腳放紅花和當歸，沒聽說過放蔥葉。起初我也不太理解放乾蔥葉的道理，結果我把這個方子用在自己的母親身上，才真正理解了裡面的玄機。

現在很多人開始重視泡腳養生，包括不少明星也親身示範，很多女明星都在公共場合表達過泡腳對身體帶來的好處。

這裡我要說明的是，養生泡腳和我們平時洗腳的方法不一樣。我們先來講具體的泡腳方法，然後再講背後的醫理。

泡腳一定要用比較深的盆或者桶。網上就可以買到。泡腳要泡到膝蓋的位置，水要蓋過足三里這個穴位，足三里在膝蓋以下，小腿的外側，屬足陽明胃經穴。足三里可養後天之氣，後天之氣就是脾胃之氣。民間有句諺語：「艾灸足三里，勝吃老母雞」，泡腳也正是遵循的這個道理。

泡腳一年四季都可以，春季為最佳季節。為什麼春季更好呢？因為春季泡腳有兩大好處，第一，祛風除溼；第二，通經絡，活血，增強身體免疫力。

先說第一個好處，祛風除溼。有句老話兒講：春捂秋凍，其實是有一定道理的。春天的時

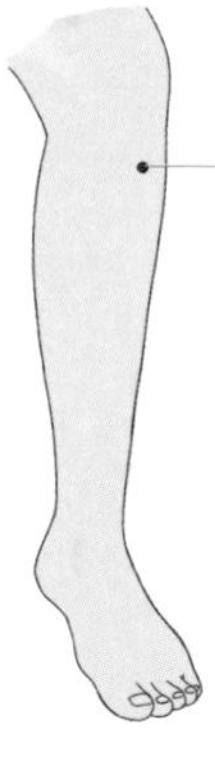

候風多，春捂就是要抵擋風不侵入身體。風為百病之長，很多病都是由於風誘發的，風可以配合寒、溼、熱任何一種，導致人體生病，我們常說的風寒、風溼、風熱便是如此。

祛風除溼最好的方法就是泡澡或者泡腳。風寒可透肌膚，入骨髓，就像病人常說過一句話：「我怎麼覺得從骨頭縫裡冒涼風？」就是這種感覺。

風寒引起的骨關節疼痛最常見，中醫講：「風善行而數變，疼痛遊走不定痛無定處」，這就是風寒致病的特點，意思就是人體遭受風寒入侵之後，感覺哪裡都疼，但又說不出具體是哪個部位。手指關節、膝關節、肘關節，甚至是腳踝關節都會疼痛，這種痛一定要早點驅趕出去，不能「閉門留寇」，以免養成大患。

風寒怎麼進來，就讓它怎麼出去。把肌膚的毛孔打開，才能把風寒趕出去，如微微出汗。泡腳和泡澡都能達到這個效果。而加蔥葉的醫理是這樣的，蔥性辛溫，稍有一點辣，而乾蔥葉正好減弱了其中的辣性；辛的作用是發散，發散就能起到祛寒通經絡的作用。其實道理就是這麼簡單。

乾蔥十分廉價，取材方便，隨手可得。為了確保乾淨衛生，你可以用水把乾蔥葉沏開，稍燙一下，再放進水裡。如果實在感覺不衛生，也可以先在鍋裡用小火煮十分鐘，把蔥葉撈出來，再把水倒進澡盆或泡腳桶裡即可。

泡腳的另一大好處是增強免疫力。我們知道，只要被動給身體某個部位加熱，白血球含量都會升高，白血球升高其實就是吞噬體內病毒和細菌的過程，是一種非常好的免疫反應，換句話說，泡腳在某種程度上啟動了我們身體的免疫系統，這和跑步運動、遇到寒冷時體內白血球增多，啟動免疫的道理是一樣的。

需要注意的是，剛泡完澡或泡完腳，微微出汗時要特別注意保暖，不要站在窗前，更不要吹風，這時候侵入體內的風特別硬，特別涼。這種風中醫叫「賊風」，賊風會入經絡，因為泡完後毛竅都是開的，比如說落枕等疾病，就是這個原因引起的，此時應急止痛可吃一片布洛芬之類的止痛藥，但不能多吃，繼續泡幾天腳就會好。

9 長斑，自製玉容散面膜，肌膚變滑嫩亮

臉是身體健康的晴雨錶，看臉就能知道我們的身體健康與否，這是因為全身的氣血盛衰，往往會從臉上顯示出來。像臉上長痘，根據痘的不同位置，可以據此推斷出哪個器官出問題。

看臉色可以辨別體內氣血是否充足，而臉上長斑則能反映出身體的健康問題。

臟腑瘀堵，易生斑

西醫認為長斑是皮下毛竅瘀堵，因此出現色素代謝障礙。

中醫認為，外斑則內瘀。也就是說，臉上有斑，表示體內那些不能被代謝、分解的廢物和毒素，還有壞死的細胞、細菌和病毒的殘骸等，存留在微循環（按：指微動

脈與微靜脈之間微血管中的血液循環）中，由於流動速度減慢或停止，而在體內瘀阻，形成了斑。

所以，你的斑長在臉上哪個部位，就能對應某個臟腑的失調或瘀堵。

額頭長斑的女性，通常是消化不好，常伴有睡眠障礙。因為額頭兩側是膽經迴圈的部位，這個部位長斑，說明肝膽功能失調，肝鬱氣滯。

顴骨處長斑，會出現氣短乏力、食慾不振、胸悶、心慌、腹脹等症狀。因為臉頰、顴骨是小腸經迴圈的部位，顴骨外側是腎部對應的反射區，顴骨上部是三焦經迴圈的部位。對人體來說，三焦必須通暢，因為只有三焦經通暢、其功能強大，元氣才能運行順暢，廢氣才能及時排泄出去，人體才不會生病。顴骨處長斑，說明消化系統和心臟功能減弱，同時也有腎虛、氣血不暢等問題。

鼻梁處出現斑，則是精神壓力過大導致的。鼻梁中部對應肝膽，出現斑點的話，大多由肝氣鬱結導致精神壓力過大所致。

以上額頭、顴骨、鼻梁是三個比較容易出現斑的部位。額頭對應的是膽，會影響消化和睡眠；顴骨對應的是心臟和氣血，這個位置長斑，會出現氣血不足、心慌氣短等症狀；鼻梁對應的是肝，一般精神壓力過大，鼻梁會長斑。

大部分女性應該清楚，臉上長斑，如果不是因為防晒措施沒做好，大多是體內出問題了。花大錢美容護膚只能遮蓋住斑，甚至鐳射祛斑也只會暫時消除，這些做法都治標不治本。因為體內的瘀堵沒解決，斑照樣還會長出來。

那應該如何祛斑呢？

前面也講了，斑其實就是體內的毒素。透過多年的臨床實踐，我總結出「導毒祛斑法」——把毒匯出去，把斑化掉。

上古珍方玉容散，適合每個女性的中藥面膜

我經常強調，長期健身出汗的人不易長斑，而很少運動，尤其心情不好、天天鬧情緒的人，長斑快，尤其眼袋下邊（顴骨處），更是容易長斑。

肝是身體最重要的排毒器官，肝氣不舒是長斑的根本原因，如：天天生氣有怨言、心情不舒暢、覺得工作不順、愛情不順等，這些都會導致肝氣鬱結長斑。所以說，預防長斑的最好辦法是經常運動。

如果斑已經長出來了，應該怎麼辦？

我教大家一個古人用的祛斑美容方——玉容散，據說楊貴妃也用過玉容散。大家不用擔心做法，裡面的任何一味藥，都可以在中藥房輕鬆的買到，而且不貴。

材料包括：白僵蠶、白附子、白芷各三十克，石膏、滑石各五十克，丁香十克，冰片五克。將這七味藥一起研成細末，每晚上臨睡前用醫用凡士林調成粥狀，擦在臉上，不用擦得太厚，像面膜那樣薄薄的一層就可以，每天一次，每次敷的時間不超過十五分鐘。為防止出現皮膚刺激或過敏現象，可以先短時間少抹些，在局部皮膚試用，確認沒問題後再塗整張臉。

如果你想一次多配一些原料，就像抓中藥一樣，多抓幾服就可以了，但一定要拌匀，加工時一定要足夠細，可以用細一點的篩子，反覆的多篩幾次，或者抓中藥的地方就可以幫你做好。

這個方子是古方，裡面的用量配比是用錢（按：一錢等於五公克）和公克換算而來的，十分精確，所以一定要嚴格按配比用料。

簡單說一下這七味藥的原理：

白僵蠶就是養的蠶感染白僵菌死後風乾的全蟲，聽起來很怪，但是在中藥中很常見，中藥店都能買到。白僵蠶可以祛風通絡，有人用白僵蠶塗在臉上治療中風後遺症引起的口眼歪斜，也就是醫學上所說的面神經麻痹，為的就是疏通臉上的經絡。

白附子是辛、熱的中藥，中醫常將此藥用於大寒的病症。

外用附子，是為了抵消大寒的石膏以及寒涼的冰片的涼性。要知道中醫的配方也是一門科學，有涼藥就有熱藥，既不會讓你因大熱身燥，也不會因大寒傷身。我們平時用的爽身粉就是滑石粉，這裡用滑石粉的原理，和爽身粉一樣，也是為了拔乾、去除皮膚的油脂。

而丁香和冰片，一個理氣，一個開竅。說理氣，不如說是透氣藥；說開竅，你也可以把它理解成是醒腦。塗在臉上時，藥性可以透過額竇（按：位於眼睛之上的額骨，由三叉神經所支配）和蝶竇（按：位於頭顱骨底部中心的蝶骨，由三叉神經所支配），清香之氣直通腦髓，讓你用完之後神清氣爽。這點也是中藥美容的長處，因為中醫不只關注肌膚，而且還關注神。

有人曾問我，玉容散裡的石膏是生石膏還是熟石膏？

用生石膏，生石膏在經水調後就會變成熟石膏，效果都是一樣的。

有了玉容散，是不是就一勞永逸了呢？當然不是，改善你的飲食和生活習慣，才是我們要說的重點。

易長斑的三個群體

生活中有三類人最容易長斑。

第一類，長期吃甜食的人容易長斑，因為熱量積聚在體內，長期毛竅不通，臉上的皮脂腺阻塞，引起色素代謝障礙，進而形成斑。最好的辦法就是戒掉甜食，然後運動出汗，感覺頭面部的汗出透了，毛竅就通了。一個星期運動兩、三次，色素就不會淤積在皮下，而會代謝出去。

有人說四川女人皮膚好，是因為吃辣多、出汗多，可以讓毛竅通暢，但這也得看體質和氣候。因為北方的環境太乾燥，溼氣少，化解不了那麼多熱，因此，在北方吃辣後，可能滿臉都是毒疙瘩或毛囊炎，最後一定會長斑或長痘。所以說辣能美容，其實也得看環境。

另外還要看體質。什麼體質的人吃辣能美容？是那些大便次數偏多、身體偏瘦一點、需要陽氣的人。

當然，我們不能指望靠吃辣出汗，現代大部分女性長的是一些淺的色素斑，透過運動出汗，色素就能代謝出去，所以我在這裡強調的還是運動。

第二類易長斑的人群比較特殊。許多女性懷孕或生完寶寶後，臉上會長一片片的斑。民間有種說法，懷女孩易長斑，懷男孩不長斑，這是非常不科學的。

女性懷孕時，長斑的主要原因是孕期或哺乳期吃得多，熱量攝入多，也沒有運動，沒有機會代謝掉毒素，或是代謝太慢，皮下毛竅瘀堵，出現色素代謝障礙，才容易長斑。

這個時期得適度的運動，排汗。不用猛吃、大吃，因為你吃的多少，跟孩子營養好不好一點關係都沒有，孩子該吸收多少就吸收多少，多餘的部分都是你自己的身體吸收了。

像知名英格蘭足球球員大衛．貝克漢（David Beckham）的妻子維多利亞（Victoria Beckham），生了四個孩子，她的體型也沒變。有人說她太瘦了，其實她的體型很結實勻稱，體脂含量很標準，該瘦的地方瘦，也有馬甲線，她不會無度的吃營養品，也不會大肆吃麵食和巧克力等。

最後一類是更年期的女性長斑，這和情緒有特別大的關係。更年期本來就是一個非常特殊的時期，尤其是對女性，卵巢功能開始衰退，賀爾蒙水準分泌不正常。這時候一定要學會自己調節，當出現心慌氣短等不舒服症狀，或情緒不好時，可以吃安神補腦液。如果伴有頭暈、頭昏、頭腦不清楚，可以喝養血清腦顆粒，效果非常好。

總結一下，斑就是體內瘀堵出現的毒素，長斑最根本的原因是生活太緊張、運動太少、代謝太慢、總不忌口。因此，想防止長斑，第一要多運動出汗，以加快代謝、排毒；第二少吃高熱量食物跟甜食；第三辨清自己的體質，肝氣不舒是長斑的根本原因，要調整情緒，可對症服用一些中成藥。

10 只要三種材料，養出白裡透紅的水嫩肌

女人都渴求白裡透紅的好膚色，這節內容就告訴你一個白裡透紅的食療古方。什麼樣的膚色才是健康色？亞洲人的基本膚色是黃色，有偏白的，也有偏棕色的；但如果是偏白色的皮膚慘白，偏棕色的皮膚陰暗發烏，這就說明氣血虧，身體不健康，而白裡透紅的膚色，才是氣血充盈的表現，才是健康的自然美。

我有一位女性朋友，年近四十歲，某天她來門診找我，說要找我「走後門」。我一開始以為是靠關係辦事情，正想拒絕時，她隨即拿出一大堆點滴用的藥。我一看就明白了，原來靠關係讓我給她打點滴。

醫師法對此有嚴格的要求，沒有醫師簽字蓋章的處方藥品，一律不予應用，北京對此要求更嚴格，這不是可以通融的事，更不是錢多錢少的問題，這是對自己的職業負責，當然更是對病人負責。

我看了一下她拿的藥，有維生素、保肝藥，有擴張血管的藥，還有可以使血流減慢、讓皮膚的毛細血管血容量降低的藥。我明白了，這就是所謂的美白針。

我很婉轉的拒絕她，並給她講清了裡面的道理。

人追求美是可以理解的，但不能走極端，保肝藥和維生素可以用，但擴張血管和降低血流的藥就不可取，藥用上去，皮膚的確是白了，因為皮膚表面的毛細血管，原來的青和紅色看不見了，最後只剩下白了，這種白是慘白，開始會覺得頭暈，最後身體虛得像一片樹葉。

這些藥的副作用，其實她也知道一些，起初她和大多數喜歡醫療整形美容的女性一樣，認為為美付出代價是應該的。我告訴她，以健康做賭注，這個代價未免太大、太不合算了。聽我這麼一說，她有些動搖，決定不用了，又問我有什麼既能美白又健康的辦法。

我說，不是我有辦法，是中醫有辦法讓她如願。於是我就告訴她一個古方。

孫思邈在《備急千金要方》裡寫了一個方子：用白楊皮、桃花、白瓜子（按：即南瓜籽）三味中藥，溫黃酒調服一小勺，一日吃兩次。想白就多加白瓜子。因為桃花有瀉下的作用，如果便祕，還可以多加點桃花的量，這樣連續吃三十天；連續服用五

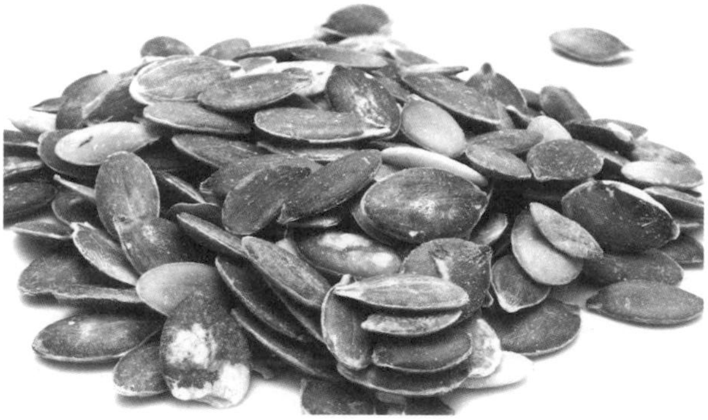

▲白瓜子富含蛋白質、不飽和脂肪酸、維生素 E、膳食纖維，及鉀、鈉、鐵、鈣等微量元素。可以補中氣、調脾胃。

十天，臉部膚色就會變白。

當時她聽到這個方子，非常詫異，剛開始還有點不太相信。不過女人為美一向較勇敢，更何況聽起來這也不是什麼稀奇古怪的食材，所以她決定試一下，如果真能達到這個效果，別說一個月，半年她也能堅持。

我向她詳細介紹了這個方子的製作和使用方法：「白楊皮不好找，可用橘子皮代替。以後你吃橘子時，記得不要把皮扔掉，放在陽臺上陰乾以後備用。用橘子皮或陳皮四百克、桃花一百克、白瓜子五十克，放在一起加工成粉，桃花要在陰涼處晾乾，剝好白瓜子後不能馬上用，要在鍋裡把生白瓜子炒成熟白瓜子，這麼一來，加工時也更容易打成細粉。把細粉裝成每包六克，每次吃一包，每天兩次。

「你也可以每次配製五百克左右，這樣可以吃一個月，每次吃完用保鮮膜罩好，放在冰箱裡冷藏。」

為了對比服用的效果，我的朋友非常細心，特地卸妝，然後用手機拍照，為的是對比和三十天後的照片，觀察療效。

一個月很快就過去了。她在第三十天傳了兩張對比的照片給我，連我也覺得有點不可思議。用她的話，就是有種脫胎換骨的感覺。我倒覺得沒這麼誇張，但從她臉上能看出洋溢著的健康和活力，這帶給我深刻印象。

我給大家說一下這個白裡透紅方的藥理：用橘皮是為了理氣。我們知道統率一身臟腑的首先是氣，氣通調了，臟腑的功能才會正常。

用桃花粉不是因為桃花是粉色的，臉色就會變紅潤，是因為桃花的藥性下泄，能通調腸胃。中醫說六腑以「通」為用，也就是說只有通，新陳代謝才正常，以排舊納新。本應一天排便兩次，你卻兩、三天也不大一次，舊的不去，新的又怎麼能來？有宿便的女性都有體會，皮膚粗糙暗淡，臉上長痘痘，都是常事，內分泌失調就更不用說了。

白瓜子能驅蟲，這裡我們先按下不提。炒熟的白瓜子可以美容，白瓜子被公認富含蛋白質、不飽和脂肪酸、維生素E、膳食纖維、胡蘿蔔素，以及鉀、鈉、銅、鐵、鈣等微量元素。其味道微甜，可以補中氣、調脾胃，殺蟲時還可以解毒，同時具降糖止渴的功效，所以能輔助治療糖尿病病人。

看到這裡，想必很多朋友心中早已躍躍欲試。你可以按上面的配方嘗試，若想白一點，就每次再加五克的白瓜子。如果平時就有便祕，也可以每次多加兩、三克桃花粉，依自己的體質而定。

這個方子有沒有副作用？

有一部分女性吃完會腹瀉，是因為桃花有瀉下的成分，再加上有些女性身體素質本來就很差，脾胃功能也差，這類陰虛體瘦的人易致腹瀉，而常有便祕困擾的胖子則正中下懷，能幫助她們通調大便。

那麼，該怎麼解決腹瀉？其實只要調整桃花粉的量就好了。易腹瀉的人可以將一百克桃花粉改成五十克，或更少。你也可以按上面的用藥量配比，先少配幾服，看吃完後的反應，有腹瀉就減量，沒有就加量。

不過，要特別說明的是，這是古方，現代人體質不同於古人，再加上藥材的安全性，是否有農藥殘留，這些因素都要考慮進去，**如果吃這個方子出現腹瀉的同時還有發燒，就一定要停藥，並及時就醫**，不要為了美執意再服，以免傷害自己的身體。

11 漢方玉顏膏：不長痘、不長斑，肌膚零瑕疵

如今，整容已成為一種時尚，如打水光針或肉毒桿菌、填充皮下脂肪、祛魚尾紋、祛法令紋、祛斑等，有專業的醫療美容機構，也有不動針、不麻醉的養生保健機構，總之在廣大女性的需求下，誕生了極大美容市場。

然而，高額的費用是大家最頭痛的，從幾千到幾萬，甚至是十幾萬不等，一般工薪階層還是很難負擔的。

站在醫者的角度，我覺得這些外治美容法，只能美外表。皮膚和臉蛋雖然漂亮了，但並沒有解決乏、累、困、腰痠、腿痛、失眠、健忘、性生活不和諧等實質問題。這種美沒有品質，而真正健康的美還要以中醫調理體質為基礎，只有調好體質，你才能散發出由內而外、氣血充盈的美，醫療美容的效果才能最大的體現出來。

講到這裡，我想向大家分享一個病例。

我透過看病認識一位某中年女性，後來還成了好朋友。她是公務員，賺錢不多，但很會持家，平時也捨不得花錢買昂貴的化妝品。

她找我來看病，說：「我最近月經量很少，才四十歲出頭，我該不會絕經了吧？而且最近臉上還長了不少色素斑，尤其是眼袋周圍和顴骨的位置。除此之外，我最近常失眠，睡覺也很淺眠，晚上稍有點動靜就再也睡不著，以至上班也沒有精神，腰也痠脹，到下午腿就沉……。」她表示，更難受的是夫妻之間的事幾乎沒有需求，老公開始對她有了意見。

她脈沉細，氣血虧；臉色灰暗無華，唇色淡；腰痠空痛，腿沉；無性需求。這就是氣血虧，導致腎精也虧損，而致腎陽虛，性冷淡。

氣血虧的女性，一眼看上去無神，更談不上陽光。現在十個女性基本有九個氣血虧。氣血虧，經絡就得不到滋養。因神經衰弱引起的失眠、健忘等，其實都是因為沒有強有力的氣血支撐造成的。有人問經絡和神經一樣嗎？不要糾結這個問題，我們只要把氣血搞懂就可以了。

我讓她吃多種維生素類的藥片，比如善存、金施爾康之類的維生素藥片都可以，每天一次，空腹吃，可以連吃兩、三個月；同時我給她開了點補氣血的內補養榮丸，因為秋季天比較燥，說明書上說一次吃兩顆，我讓她一次吃一顆，一天吃兩次，連續吃了二十多天，吃完這個藥後我又讓她吃了兩盒鎖陽固精丸，差不多吃一個多月，期間如果來月經，停四天，接著吃。

我告訴她在吃中成藥時，要忌羊肉、辣椒、酒，要多喝水，要適當的運動。什麼叫適當？以前胸、後背、頭面部出汗為度。而且一星期至少做四、五次，在吃藥期間，不喝濃茶和咖啡，少吃或不吃糖。

我還特意教她製作一款非常便宜的面膜，讓她在家裡用。這個面膜就是玉顏膏，在清代的《醫宗金鑑》裡有相關記載。

製作方法如下：先上網買一臺粉碎機和一個很細的籮（按：過濾東西的器具，似篩而邊較寬深，下蒙以密網，可用來播麵粉或過濾流質），因用來過篩，所以要選孔徑小一點的。把綠豆打成粉，多過幾次篩子，取適當的綠豆粉，用開水沖，邊沖邊快速的攪拌，攪拌成粥狀即可，等充分晾涼後，加入一支維生素C針劑。一支維生素C針劑的量是兩毫升，五百毫克，每次加一支就可以，再次攪拌均勻。這就是玉顏膏的製作過程。

外用時，把手洗淨，直接把它糊在臉上，薄薄的一層就好。大多上班族較忙，可以吃完晚飯後外敷二十分鐘，時間一到把臉洗淨，不要再用化妝品，在臉上噴點補水劑就行。可以連續用，也可以每天一次，連續用半個月。

我朋友經過這樣內外一調一治，差不多過了半年，那些腰痠、失眠的症狀全都沒有了，又恢復到了跟年輕時候一樣，一躺下就能睡著，整個人的精氣神都變了。她的月經前三天量還可以，整個經期時間也能持續維持在四、五天左右，能到這種程度，她已經很知足了。

最讓她感到驚喜的還是臉上的斑。原來醫生也給她診斷過有脂漏性皮炎和毛囊炎，鼻翼兩側還有很多黑頭，從開始用玉顏膏面膜，這些情況全沒有了，她現在幾乎不用打厚厚的粉底去遮蓋，每次只用洗面乳把臉洗淨後，化一點淡妝就很美。

她問我這個面膜有消炎的作用嗎？我告訴她，綠豆的作用就是清熱解毒，其實跟消炎的作用大同小異。

我在之前出版的書裡提到過這個方法，有很多讀者在用。有個讀者用完後出現過敏，她上網找到我們門診的電話，跟我說她的臉都腫了。這是因為她屬特殊過敏體質，而且自己又是睡前外敷，一夜不清洗，一直到早上起床洗臉時，才發現臉腫了。

我要提醒大家，外用玉顏膏面膜，最長也不要敷超過半小時，因為毛竅長時間不通，即便不是過敏體質，也容易出現過敏現象，大家一定要注意。

後來我告訴她，過敏紅腫用芙美松乳膏塗抹患處就可以，結果只用了兩次，那位讀者就完全恢復了。

大家在買綠豆時，要注意別買大顆又長得很均勻的綠豆，通常越長得好的豆子，越容易有問題，例如施肥多、農藥多、改造基因等，因為只有這樣，收成才好。我建議讀者一定要買小顆、農家自產的綠豆，並且是還可以生豆芽的綠豆，因為這個方子是用在臉上，所以一定要用最天然、最安全的。

還有很多讀者致電，說買不到維生素C針劑。的確不好買，因為藥房裡不售這種針劑，到大醫院裡醫生更不會給你開處方，讓你把這種點滴用的針劑帶回家，所以說你只能去個體診所找醫生開。如果實在買不到，也可以不用放，只用綠豆粉做面膜就可以了，這個方子是古人所創，他們那時候都不知道維生素C是什麼，但能沿用下來，就說明是有療效的。

12 氣虛、陽虛和溼熱的人，怎麼補？

冬季，人體處於封藏（封閉收藏）時期，此時服用補品補藥，可以使營養物質更易於吸收，發揮更好的效果。民間還因此出現一句諺語：「今年冬令進補，明年三春打虎。」意思就是在冬季補好了，下一年身體會很棒。

但是進補不是亂補，要根據自己的體質。現在我們就講一講不同體質的人在冬季該如何進補。針對不同體質的人，我會分別給出不同的食療方案。

中醫將體質分為九種，首先是平和型，這類體質最理想，而其他八種都不健康，分別是：氣虛、陽虛、陰虛、痰溼、溼熱、血瘀、氣鬱、特稟（按：通常指易過敏型體質）。

人的體質並不是單一，很多時候是多種體質並存，比如有的患者既是血瘀又是陰虛，同時還伴有痰溼，這種情況很常見。

這九種體質中，我選三種最常見的體質——氣虛、陽虛和溼熱，向各位介紹大家如何在冬季進補。

講這三種體質之前，我先簡單介紹平和型。擁有這種體質的人總是精力充沛，心態也很好，很少生病。可以說，我們調理體質的目的，就是為了把自己調理成平和型體質。

這類人在冬季進補時，多吃溫補性的食物就可以。選擇的範圍比較大，比如人參、黨參、大棗、燕窩、牛肉、羊肉等，這些食材偏溫，對平和型體質的人來說，在冬季多吃一點沒關係。因為這類人沒有特別需要改善的地方，所以就不多說了，如果你屬於平和型體質，繼續保持自己的生活習慣就好，要珍惜自己擁有的好體質。

體質氣虛，要善用人參和黃耆

體質氣虛的人有必要在冬季進補。擁有這種體質的人，典型特點是老覺得累。下班回到家，第一件事就是往床上或朝沙發上倒，而且一躺就是半個小時，否則就提不起勁。

有患者問：「為什麼我睡了一天，還是感覺累？」因為體質氣虛的人容易疲勞、氣短，易出汗，此外，還容易感冒。更嚴重的，會出現內臟下垂，像胃下垂、脫肛、女性子宮下垂等症狀。

氣虛的人通常脾也不太好，我在前文講過，脾是氣血生化之源，脾不斷的消化吸收食物的精華，然後轉化成氣血。所以氣虛的人應該多吃一些益氣健脾的食物，像人參、山藥、桂圓、蓬萊米、鱔魚、牛肉等。秋冬季節多蘿蔔，但是氣虛的人要少吃這種耗氣血的食物，特別是生蘿蔔（按：蘿蔔屬於涼性食物，且有行氣的功效，不過行氣過多會導致耗氣散氣，使氣虛症狀加重）。

人參和黃耆是公認最好的補氣中藥材，在這裡給大家推薦兩款食療方。一個是人參蓮子湯，用十克人參、十枚去芯的蓮子，再加少量冰糖一起放在碗中，加水，但水沒蓋過食材，隔水蒸一個小時，然後喝湯吃蓮子。

另一個是黃耆桂圓雞。準備一隻家養的小公雞、十克黃耆、五十克桂圓，另外可以根據自己的口味愛好，加點香菇、冬筍等配料。小公雞焯水去血沫，起鍋燒油放入薑末，然後將切好的雞塊、黃耆、桂圓下鍋翻炒一會兒，加水，改小火慢燉，吃肉喝湯。這兩個食療方對益氣補虛很有幫助，體質氣虛的人冬季可以時不時做上一頓。

陽虛體質食補有方

最適合冬季進補的兩種體質，是氣虛和陽虛。

陽虛體質最大的特點是怕冷。常年手足冰涼，不敢吹空調，用中醫的話說，就是身體產生的熱量不夠。這類患者中，以年輕女孩和老太太偏多。夏天穿著長袖長褲，冬天裹好幾層，遇到冷就拉肚子，經常感到肚子涼、膝蓋涼。這類人的舌頭看起來有點胖、顏色較淡，邊上有齒痕。現在陽虛體質的人很多，大多因為吹空調、吃冷飲、熬夜等生活方式造成的。

民間有句諺語：「家備小薑，小病不慌。」薑對體質陽虛的人來說可謂佳品，可以做飯炒菜時多放些薑絲。在冬季可以多吃一些羊肉、栗子、糯米等溫補的食物，少吃寒涼食物。我推薦陽虛體質的人多喝當歸生薑羊肉湯，多吃涮羊肉。

在中醫四大經典之一《金匱要略》（張仲景著）中有記載，當歸生薑羊肉湯能溫中散寒，可以補充身體的陽氣。祛寒的同時，還能補血，特別適合冬天食用。

可以用二十克當歸、三十克生薑、五百克羊肉，將當歸和生薑用清水泡軟，切成片狀備用，將羊肉過開水，去血水後撈出來，切成一片片的，然後把當歸、羊肉、生薑一起放在砂鍋中，用大火燉爛。

這道湯簡單方便，體質陽虛的人可以在冬季好好進補。

溼熱體質進補以清淡為宜

體質溼熱的人在冬季進補時，稍一不注意就會上火，比如上面的當歸生薑羊肉湯，體質溼熱的人吃完雪上加霜，會便祕、長痘。這是因為體質溼熱的人本來就容易長痘，甚至三十、四十歲了還長青春痘。這種體質的標誌之一就是滿臉長痘，口舌生瘡。這個年紀還長青春痘，是真的還年輕嗎？

當然不是，這是因為不健康，體內溼熱，表現在皮膚上就會長痤瘡。女性容易長在額頭兩邊，男性則長在鬍鬚周圍。當吃了羊肉串、水煮魚等上火的東西後，第二天滿臉都是痘，還有的長膿包，甚至有的人除了臉，脖子也會長痘，甚至連頭部也可以摸到。

此外，這類人易長溼疹和口腔潰瘍，所以在冬季進補的時候要注意了。酒是形成體質溼熱的推手，這類人首先要限制自己飲酒次數。飲食應以清淡為主，適合吃冬

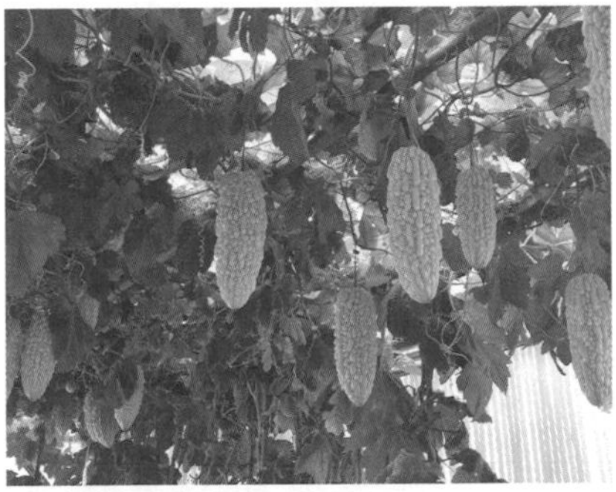
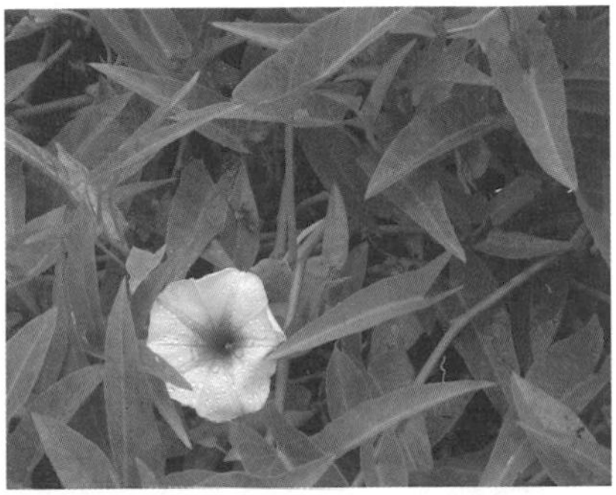

▲體質溼熱的人飲食應以清淡為主，適合吃冬瓜、薏仁、苦瓜（左圖）、空心菜（右圖，此照片來源為維基百科，CC BY-SA 3.0）等。

瓜、薏仁、苦瓜、空心菜等，且儘量避免食用辛辣燥熱、大熱大補的食物，像生薑、牛肉、羊肉、蒜等。

在這裡我推薦一道鯉魚冬瓜湯，用五百克冬瓜、兩百五十克鯉魚肉，放在鍋裡一起燉煮。可以先將冬瓜燉煮十分鐘，然後加鯉魚燉五分鐘，出鍋撒上蔥花，滴入香油，就可以食用了。鯉魚和冬瓜清熱利溼的效果非常好。

有人會問：「我屬溼熱體質，但是我控制不住想吃火鍋吃涮羊肉，怎麼辦？」這個時候可以在吃完後，喝點金銀花露之類的涼茶挽救一下。

第四章

修好心，女性專用的終極養生法

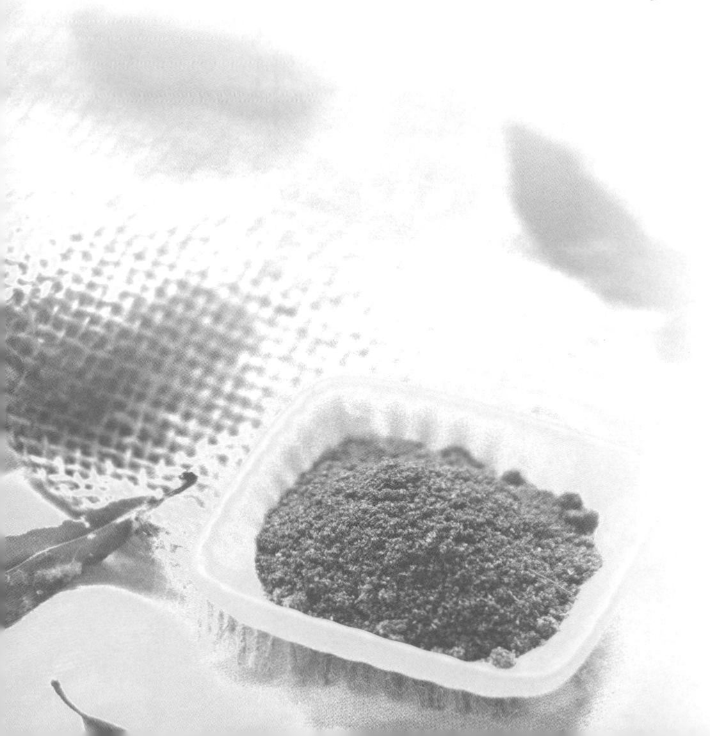

1 女人九九%的疾病都是氣出來的

每天保持好心情，就能疏泄肝氣，即便沒吃藥，生活帶給身體的創傷也會自癒。

每年驚蟄（按：二十四節氣中第三個節氣，指太陽到達黃經三四五度時。在公曆為每年三月五日或六日）過後，很多人會明顯感到自己變得易煩躁、易怒，這是春季肝氣盛的緣故。如果我們不注意調理，也不能保證充足的睡眠，肝氣盛就會變成肝陽上亢，情緒就會變得起伏不定，那些平時就患有高血壓的病人更容易誘發眩暈症，女性則最易誘發乳腺疾病。

肝氣鬱結，小心乳房出問題

我在門診遇過很多女性，靠吃三七粉來調理身體。但很多人都在亂吃，根本沒有掌握好用量、服用方法，也沒根據體質用藥。其實，如果能正確使用三七，女性的乳腺問題能得到很好的調理。

人有七情（怒、喜、憂、思、悲、恐、驚）。七情可以致病，如怒傷肝，喜傷心，驚、恐傷腎，悲傷肺，思傷脾。

其實調節七情主靠肝，這就是中醫所說的肝主疏泄。也可以說，肝是身體內最大的一個交通樞紐，身體的各個臟器是否暢通都需要肝疏泄，肝的疏泄性能是否正常始終，和一個字關係最密切，那就是「通」。

有人說，女人心眼小，動不動就著急、生氣，所以容易生病。這句話也不是沒有道理，因為著急、生氣，最容易形成結氣。如漢代《金匱要略・婦人雜病脈證並治》中指出：「婦人之病，因虛、積冷、結氣。」意思就是導致女性的疾病有三個原因，一是虛，二是冷，三是氣，把「結氣」列為三大病因之一。

結氣，結的是肝氣。

現代女性的社會地位越來越高，承擔的責任跟煩惱也越來越多。下班要輔導孩子的功課，再忙、再累也要洗衣服、做飯，一樣也不能少，還要留意老公和哪個女人關係密切，生怕他發生外遇，這能說是心眼小嗎？這是女人對家的依賴和責任感，在離婚率這麼高的今天，生氣肯定是家常便飯。

生氣就是怒，把這個字拆開細看，女、又、心形成怒。為什麼經常發怒就會傷肝？當你生氣的時候，先脅下脹滿疼痛，兩脅就像壓了塊大石頭，一個勁兒的長出氣，而右脅下就是肝區，這就是肝區脹滿疼痛，痛不定位。

本來，自己心裡生氣已經夠苦了，為什麼嘴裡也苦得像吃黃連？

肝氣鬱結有個非常容易判斷的方法，就是嘴苦。這是因為肝木克脾土的緣故，這時候的肝就像是一把利斧，而脾土就像嬌嫩的小樹苗，一斧頭下去，哪裡還有什麼生機？脾胃相連，苦是因為影響到了自己的胃口，消化功能異常，自然會覺得嘴苦。

如果情緒長期得不到緩和，最終，肝氣鬱結導致乳房有腫塊。很多女性感觸最深的一點就是，如果總是吵架生氣，原本乳腺有問題的地方就容易加重；不生氣，心情愉快時，不用吃藥，腫塊也會慢慢減小，但小歸小，能澈底消下去的卻很少。生不生氣是由肝決定的，如果說你的脾氣不好，總是因各方面原因引起肝氣不順，在這樣的情況下，乳房腫塊這個「氣結」也會越長越多，時間長了還會纖維化，這麼一來，會更難消下去，需要靠消導之類的中成藥，比如百消丹、乳安片、乳癖消等來疏肝理氣，軟堅散結。

三七＋丹皮，疏肝行氣結節消

防治女性乳房腫塊最重要的，是要疏肝氣，軟堅散結，散結就需要活血，才能把結打開。說到這兒，我要專門提兩味中草藥，一味是三七，另一味是丹皮。

三七多產於中國雲南、廣西，根莖入藥。味甘，微苦。散瘀止血，消腫定痛。丹皮又名牡丹皮。多產於安徽、山東，根皮入藥。清熱涼血、活血化瘀。

很多人吃三七是因為三七有活血的作用。至於丹皮，大家就比較陌生。丹皮可以清火、明目、散結、消腫，在這裡用丹皮，是看中了它可以清肝火。

調治女性乳腺病，同樣是使用三七粉，吞服或沖服粉劑容易刺激胃，你可以把加工好的細三七粉裝成空心膠囊，每粒約〇．五克，一次服兩粒，一天兩次，要在飯後一個小時服用，十五天為一個療程。

為什麼現在很多藥都製成膠囊劑？道理很簡單，膠囊的殼大多是大米做的，吞到胃裡後，是殼先接觸胃部，這樣做既不傷胃，吸收又好。

送服三七膠囊的水可以用丹皮泡的水，丹皮每次的常用量在十克左右，十克可以分兩次泡。要想把乾燥的丹皮泡出藥性，必須用開水，我們可以先用開水沖泡，頭一遍倒掉，然後再放到保溫杯裡泡十幾分鐘後再喝，這樣浸出來的藥味濃，藥性強。

丹皮水送服三七膠囊，是在引藥入經的同時，利用丹皮清肝經熱，瀉肝火，還可以散結塊，真是一舉多得。很多發火的女性喝完丹皮泡的水，很快減輕眼脹、眼澀和嘴苦的感覺。

常用的三七大多是田三七，三七的別名是「金不換」，意思是即使有黃金千兩，也換不來三七活血化瘀的治療功效。

我以前幫病人看病，經常讓她們回家把一些中草藥加工成粉。有人說，手工沒辦法操作，到中藥房裡因為量太少，人家嫌麻煩不給加工。其實打粉也可以用榨汁機，幾百元一個，再買一個比較細的篩子過幾遍，就可以把中草藥加工成很細的粉，越是量少越容易操作。

生氣了，別人不會心疼你，一定要學會心疼自己，因為生病，受罪的還是自己。需要注意的一點是，不管什麼中成藥，不一定適應所有人的體質。

用三七時，若在月經期，一定要停藥；若不該來的月經突然不期而至，也該停藥；出現鼻出血、牙齦出血或咽喉腫痛，也得停藥。另外，體質弱、患有貧血或低血壓的女性，常陰虛盜汗，也別服用三七，應先培養滋補正氣，等正氣旺盛充足才用。

我們在用一、兩味藥調理身體時，看重的是藥味少、副作用小。一、兩味中藥，不是一大堆中草藥湯劑，因為藥效輕、緩，最適合調理生病前的症狀，這也正是中醫所說的「上工治未病，不治已病」。

常按膻中穴，趕走不開心

女性的氣機（按：用以概括各臟器官的生理性或病理性活動）運行，首先從兩乳開始。像哺乳時，媽媽吸收了吃進去的食物，之後會在此彙聚成乳汁並分泌出來。如果不哺乳，彙聚的乳汁就會順著三焦下降到子宮，最後變成經血排出。

兩乳頭之間的胸口位置是膻中，也叫作心包。「心包，喜樂出焉。」心情好與不好，都是這裡管的。所以當你心情不好時，馬上按揉膻中穴，

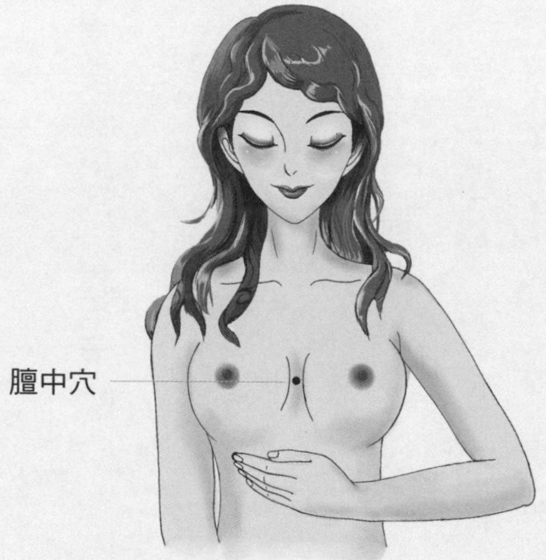

可以及時疏解情緒。

膻中穴是女性最重要的情緒調節開關，長期按揉膻中穴不僅可以化解不開心，還能預防乳腺疾病、胸悶胸痛、心悸心煩，及氣喘咳嗽等症狀。

如今乳腺病已經成了女性疾病的常見病，像那些因為乳腺腫塊而導致病情惡化的女性，如果能提前預防，也不會遺憾終身。

乳腺疾病的三個發展階段

在這裡我教大家一個檢測乳腺疾病從輕到重的「三步曲」，有乳腺問題的女性可以對照一下自己處於哪個階段。

第一步，生氣就脹疼。中醫講七情可以致病，如怒傷肝、喜傷心、驚跟恐傷腎、悲傷肺、思傷脾。

換句話說，動不動就生氣、發怒的人，非常容易導致肝氣不舒，鬱積的氣堵住乳房的經脈，氣血阻塞不通，於是出現乳房腫脹疼痛。生氣，按壓時疼痛加劇，這就是中醫上所說的不通則痛。

第二步，乳腺增生。鬱堵的氣結不及時疏導，會使病情加重，在乳房中形成包塊，就是我們常說的乳腺增生，中醫稱為乳癖。

第三步，乳腺腫瘤。如果出現了以上兩種情況，仍然疏忽，不當回事兒，再往後發展就是乳腺癌。

2 四招自測法，確認肝氣是否鬱結

簡單來說，判斷自己的肝氣是否有問題，有四種方法。

第一，脅脹。要跟胸部脹滿區別開來，常有女性月經要來的前幾天感覺胸脹，但月經來後，胸脹就會消失，這很正常，這不是肝氣鬱結。

肝氣鬱結的脹痛不是胸部，而是兩側脅下，脅下脹滿，甚至有刺痛，痛不定位，一會兒這裡痛，一會兒那裡痛，這也跟肋間神經的分布有關，這就是中醫所說的脅肋脹滿疼痛。

第二，嘴苦。這是因為肝氣旺盛滋生肝火，克伐脾胃，進而影響消化。而經常性的嘴苦，就跟吃了黃連似的，苦得難受，這種人一般都愛嚼口香糖，一般早上起床後嘴苦更明顯。

第三，耳鳴。耳朵裡老是響，像蟬鳴一樣，而且兩個耳朵都響，這是因為肝陽上擾清竅導致的，清竅其中就有耳朵。

第四，眼乾澀、眼脹，甚至是短暫的視物不清。眼睛乾澀時，會需要經常點氯化鈉或珍珠明目眼藥水保健。眼乾澀、眼脹，眼肌就容易疲勞，人就打不起精神，易困，但睡覺還不踏實，還容易做噩夢。

如果出現以上四種狀況，那就是身體在提醒你體內肝氣鬱結了。為什麼？肝臟這個器官很重要，像醣、蛋白質、脂肪、維生素、膽汁等，都需要透過肝臟來合成。

中醫講肝「體陰而用陽」，意思就是肝臟本身要靠陰血滋養。陽，就是升發、疏泄的功能，所以肝氣要通，不能堵、不能結，就像環狀道路或交流道，不通就會亂（生病）。

不通的時候，脅下的肝區就會脹滿。我們都說肝膽相照，其實就是母病及子，影響了膽汁的排泄，從而出現嘴苦的症狀。

肝屬木，脾屬土，肝木可以克脾土，最簡單的理解就是生氣了，就沒胃口吃飯，消化液分泌不正常也會嘴苦，所以說肝就像是一把利斧，而脾土就像是一個嬌嫩的小樹苗，一斧頭下去，就會傷及無辜。

肝氣鬱結的人為什麼會耳鳴？耳鳴需要區分兩種：一種是蟬鳴音，就像夏天蟬叫聲一樣刺耳，這種蟬鳴音就像在你耳朵上響著，揮不去也趕不走。工作忙時感覺不出來，就怕一個人靜下來時，越響越煩，越煩越沒辦法好好休息，這是肝氣出現問題；另一種是像機器的轟隆聲，一點也不清楚，昏昏沉沉的，這是腎虛引起的耳鳴。

如果診斷為神經性耳鳴，西藥常會用腦血管擴張劑、神經調節劑治療，但中醫治療重在疏肝理氣。我前面說過肝「體陰而用陽」，而所謂的肝陽上亢，亢就是過，需要把過旺的肝陽按下去，耳鳴就能得到緩解。

肝氣過旺，會眼乾澀、發脹。過度發脾氣耗傷肝陽，起初氣很足，理直氣壯，但蔫（按：唸作ㄋㄧㄢ，指精神委靡不振）下來的時候，出現手腳心熱、盜汗、甚至四肢乏力、腰腿痠軟，這是因為肝腎同源，所以怒先傷肝，然後累及到腎。肝在上為上游，腎在下為下游，上游受到汙染，下游自然也難逃厄運。

綜合上述一些症狀，我們歸納肝氣鬱結：脹，肝氣滯；口苦，肝氣鬱；耳鳴、頭昏、噩夢，則是肝陽上亢；腰痠痛、五心煩熱、盜汗是肝腎虛。

也就是說，滯、鬱、亢、虛是病在肝的四大要素，明白了病因，選擇性的口服一些中成藥丸調理，或是吃一些保肝的藥，能緩解這四種狀況。

如果感覺脅下脹滿疼痛時，可以吃疏肝丸或龍膽瀉肝丸來安撫。脅脹明顯，吃疏肝丸；口苦明顯，吃龍膽瀉肝丸，這些藥能疏瀉肝氣。肝腎陰虛症，可吃六味地黃丸。但我忠告大家一句：在吃藥的同時，不要再讓怒氣繼續傷害自己的肝臟，否則就算藥有發揮效果，也不能解決問題。

藥治是一個方面，調節情緒才是最根本的，先要學會制怒，因為怒是傷肝的源頭。例如可以散心或出去旅遊等，重點是保持舒暢的心情，因為這才是治療這種病最好的良藥。

一定要在快發火的時候，先吐出幾口長氣壓下怒火，心情平靜下來後調勻呼吸，這麼做，等於成功粉碎怒對肝的一次進攻。女性如果感覺乳房有刺痛或處於乳腺結節的早期，可以先吃幾盒乳癖消，散開積起來的結。

3 心情莫名抑鬱，喝薑黃

我先給大家講一個故事。

我以前的鄰居夫妻經常吵架，因為住的是樓房，每次他們吵架，我家總是聽得清清楚楚。鄰居一家中的大姐和我的另一半關係不錯，我的另一半聽見爭執聲又不裝聾，難免會去勸架、說和。

某個週日，我在家休息，鄰居又開始吵架，摔碎東西的聲音不絕於耳，想著他們都在氣頭上，我就沒有馬上去勸阻。正好家裡有朋友要的幾服疏肝理氣的藥，我打開中藥包，挑出裡面的幾片中藥——薑黃，用開水沖泡了一杯薑黃水，坐在家裡靜候，大約二十分鐘後，鄰居家風平浪靜，我便拿起這杯泡好的薑黃茶敲門進去。

一開門，首先看到的是滿地狼藉。我也沒多說，只管把泡好的薑黃水遞上去，對那位大姐說：「吵累了吧？先喝杯茶，消消氣。」也許是真的吵累了，正需要補充

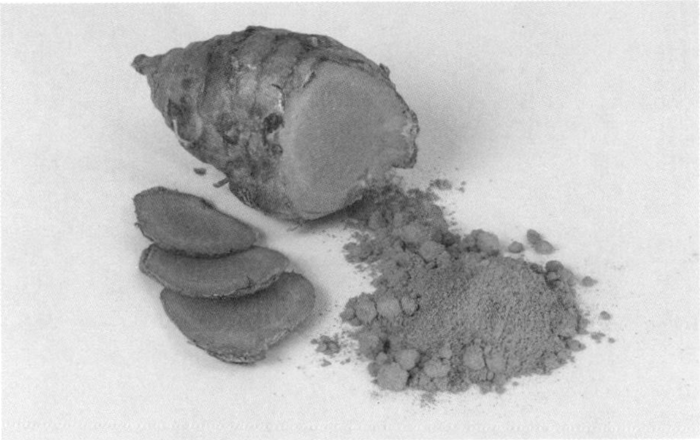

▲薑黃可以疏肝解鬱，緩解肝區的脅部脹滿疼痛，有疏肝止痛的作用。

水，她也沒看是什麼茶，一股腦兒就喝了下去，喝下去後才回過味兒來，她看到杯裡剩下的薑黃，問我：「這是什麼茶呀，怎麼這個味道？」

我告訴她這是求「和」的薑黃，就這樣話題慢慢轉到了茶上，聊著聊著，她與丈夫兩個人的氣也消了一半。其實兩個人吵架為的都是一些瑣碎小事，根本沒有什麼大是大非，但兩個人的脾氣就像一團火，一點就著，吵完了兩個人也都覺得後悔，可在當時就是控制不住自己。

經了解才知道，大姐本身就脾氣不好，又因為經常吵架，總是肝區痛，也做過檢查，有脂肪肝和膽囊炎，她也經常嘴苦，醫生給開了幾天的消炎藥和消炎利膽片，吃了會好一點，但只要一生氣，準會再犯。

真是歪打正著。我告訴她，薑黃是可以疏肝解鬱的中草藥，而且對她的肝和膽都有好處，可以經常喝一點，以後在壓不住火時，可以喝一點，當然最好是能不吵就不要再吵，吵完了既傷身，還要吃藥，何必呢？

也許是心理的作用，這位大姐有一天找到我的門診，讓我再給她開點薑黃，說是泡茶喝，她說這藥有用，能治她的病。我讓她吐出舌頭，一看，舌尖紅，舌體發青，舌下的脈絡（毛細血管）青紫也很重。她說自己經常嘴苦，的確有用藥的必要。我就給她拿了五十克薑黃，並告訴她，每次只用五、六克，相當於四、五片左右的中藥飲片，開水沖泡服用。

薑黃產於中國南部和西南部，乾燥塊根入藥。活血止痛，行氣解鬱，清心涼血，利膽退黃（黃疸）。我們買到的薑黃都是中藥飲片，因為是切開的片，我們一眼就能看清裡面的瓤，略呈半透明狀。薑黃是一味可以行氣解鬱的藥，能緩解肝區的脅部脹滿疼痛，有疏肝止痛的作用，用了自然會舒服很多。

《本草經疏》中稱薑黃為「血分之氣藥」，活血的同時還可以行氣，說得非常恰當。調理女性的氣和血本來就很重要，用薑黃疏肝氣就顯得更為重要。

除了疏解肝氣，薑黃還有另外一個作用——利膽。薑黃的確能治膽囊炎，也正是其利膽的作用，可以促進膽汁的排泄和分泌，抑制膽囊中多種微生物的生長，所以說薑黃對膽囊炎引起的膽道不利，效果的確不錯。我們用薑黃是因為它能解鬱降火、清利肝膽。不過，薑黃的藥性偏涼，無論什麼涼藥都不能多服、常服，以免損傷腸胃。

有一位四十多歲的女性患者，家財萬貫，錢多了，煩心事也多。她患有輕度肝囊腫，醫生診斷為良性腫，現在這種疾病很普遍，不用緊張，但也要記得疏泄，不要生氣，要常吃護肝片，定期做檢查。但不想生氣就能不生氣嗎？事逼到份上了，不生氣還不行，可是每次稍有動氣，脅部就會脹痛，護肝片吃多了好像麻痺了一樣，根本沒用，怎麼辦？我就讓她改吃加味左金丸。

加味左金丸藥性強於單味藥薑黃，藥一旦製成丸劑成方，所調治的就是病，而不是症狀。這位患者說吃藥兩次，脅就不脹痛了，本來該患者的胃也不好，以前生完氣後，胃會痛，甚至想吐，沒有食慾，但吃完加味左金丸，胃口竟然也好多了。

加味左金丸的用法是一次一袋，一天兩次，飯後半小時服用，連服十五日為一療程。西醫治療肝囊腫也沒有太好的方法，中醫調治則是疏肝解鬱，再加上調整好自己的心態，我相信很多病都會慢慢得到改善的。

只要是用藥，不管是一味藥或中成藥，用藥就得對症。藥不是食品，不管是處方藥還是非處方藥，用時一定要知其藥性，知其副作用，切記什麼藥都不能常服久服。

4 三十歲開始養心，容顏永駐

中醫講，醫者調整好自己的氣息，一呼脈至，一吸脈再至，呼吸定息，脈來四至，乃和平之準則也。這段話的意思是，你把手放在自己的脈搏上，完成一呼一吸一個迴圈動作，如果在一呼一吸一個迴圈動作完成，脈搏共跳動四下，代表你的心律正常。為什麼？

因為人每分鐘的呼吸在十六至二十次，這個數乘以四，就是六十至七十下，最快也不能超過八十次，這就是正常的心律。按這個方法，你可以細細測量一下，自己的心律是不是正常。

當我們感覺到心口堵或心慌時，可能到醫院看醫生，都習慣性的做心電圖，除了心肌的病變，大多數心電圖是查不出病因的。這時候，醫生為了進一步檢測你的心律，還會讓你再背一個查心電圖的盒子——霍特心電圖，如果還查不出問題，醫生也不建議你吃什麼藥，只能回家休息，或者找中醫調理。

有病人說自己經常去酒吧，一個星期都要去三、四次，甚至更多；有患者說，最近總是加班做文案，但也沒有辦法，畢竟快到年底，業績考核影響年終獎金，妻小等著用這筆錢去海南過年。於是他沒日沒夜的加班。剛開始只是感覺到心跳加快，一呼一吸，心跳跳九十多下或是一百下左右，會感覺到胸口悶，胸口像有東西壓著一樣，喘氣都不舒服。

這些症狀都是因為勞累耗傷了心血，心血虛會引起心慌、心悸和氣短。

晚上睡覺躺著，本來就晚睡，別人累了，躺下五分鐘就能睡著，而你躺了一個多小時，卻還是睡不著。就算好不容易睡著，周遭稍有一點動靜就被驚醒，結果一整晚不過睡了三、四個小時，而且這幾個小時無法達到深度睡眠，睡著了就跟演電影似的做夢，一篇接一篇。

其實，這些症狀都是心臟在抗議，為了不讓你過早的患上心血管病，你一定要接受它這種善意的抗議。近年來，太多年輕案例在職場中，因為心肌梗塞而過勞死。

養心安神，試試柏子養心丸

要調理上述所說的情況，中醫比西醫有辦法，可以用柏子養心丸，裡面有寧心安神的柏子仁、酸棗仁、遠志，還有補氣的黃耆，補血活血的當歸、川芎等。這種藥可以吃水丸，一次六克，也就是六十小粒，飯後吃，一天吃兩次。

如果你的體重比較輕，在五十公斤左右，可以先吃一半劑量，最多調理一個星期就可以，不要常吃多吃。

因為這個藥裡還含有少量的朱砂，朱砂可寧心安神，但有小毒，不能長吃、多吃。我會詳細解說這個藥，是因為柏子養心丸是處方藥。此外，還要提醒大家，在吃這個藥的時候，不要喝咖啡、濃茶，甚至包括像紅牛、脈動（按：一款中國的運動飲料）等，含有咖啡因成分的飲品都不要喝。當然，哺乳期的女性也不能吃這個藥。

在這裡給大家一個服藥常識，在吃處方藥的時候，一定要看清上面的注意事項，要嚴格遵守服藥的禁忌。

柏子養心丸這種處方藥要找醫生開，如果覺得麻煩，也可以吃非處方藥，比如烏靈膠囊、養血安神口服液等，效果也很好。非處方藥比較安全，也沒有那麼多的注意事項和禁忌。但藥畢竟不是食品，什麼藥都一樣，不能把自己的健康全賭在藥上。還是那句話，三分治，七分養。

日常養護，勝過一切保心丹

前文說到引起心慌和心悸是有原因的，而我始終都不喜歡急功近利的工作。

人一定要統籌安排好自己的作息，做什麼事都要有計畫。什麼時候起床；當天要拜訪幾個客戶；何時健身；哪段時間管孩子；什麼時候回家，幾點睡覺；甚至晚上跟朋友去聚會，喝多少酒都得定量，都得安排好。

有人認為，這根本就不可能做到。我說，二十歲、三十歲時你可以做不到，但到了四十歲、五十歲，患上了高血壓、高血糖、心臟病時，你想這麼做都力不從心，關於健康，沒地方能買到後悔藥。

引起心慌和心悸症狀還有其他原因，要想避免這些情況對身體造成不可逆的損害，每年都要定期檢查身體，如果有高血壓，就老老實實的吃降壓藥。

很多人說：「我有健身，而且沒有任何症狀，根本不需要吃藥。」我倒認為，人的心臟冠狀動脈和腦血管裡最微小、最細的血管損傷，肉眼根本看不到。等到人哪天突發心肌梗塞、腦出血、腦血栓了，當事人才會比誰都理解得清楚這件事。

其實這些年我們身邊這樣的例子太多了，三十歲心肌梗塞上支架的，四十歲腦血栓生活不能自理……這類人比比皆是。

每年在體檢的時候，如果查出了血脂高，就不要再吃滷味內臟；別吃得太鹹；也盡量不吃醃製食物。

有什麼比較好操作的食療方嗎？

有！用半個銀耳，加適量的龍眼肉，找一個砂鍋，小火慢燉半個小時左右，再放入五克左右的蓮子心，煮十幾分鐘，最後放入少量的白砂糖。在體力和腦力勞動過多時，常喝這樣的飲品，可以寧心安神，調補氣血。

5 情緒多變，月經就亂

我遇到過一個從南方來的四十來歲女病人，她每次來月經總是提前一星期左右，而且經期時間長，約持續十幾天。

她找到我，是因為這次月經來二十多天了，卻還沒結束。因為月經的問題，她做過多次彩色杜卜勒超音波（按：可以清楚的看到血流動向，知道是否有逆流，狹窄或異常分流，更可以經由動力學公式計算，知道血液在心臟不同部位或通過瓣膜的血流速度，血流壓力差，以及瓣膜面積大小），檢查後發現子宮內膜沒問題，抽血檢查賀爾蒙水準也正常，血常規也沒問題，幾乎查不出什麼毛病，所以才來看中醫。

心中急火起，姨媽也暴躁

治病求因，我了解後才知道，她這次月經反常跟家裡親人突然生重病有關，她自己太過著急，一著急月經更紊亂。

她雖然每個月月經要經歷這麼長時間，而且量還不少，但並沒有引起氣血虧，血紅素也還正常，這說明她平時的身體素質還不錯。經詢問，她本來就很愛運動，她學生時期經常跑步、做瑜伽、打羽毛球，這就是我們寫病例常說的「既往體健」，意思就是身體底子好。

這也說明她這次月經遲遲不結束，全是一股急火惹的。

我一摸她的脈象，明顯是玄脈，同時還伴浮數脈。我們說過玄恰似按琴弦的弦，摸她的脈就如同按到琴弦一樣，繃得比較緊。而且她玄脈在寸關尺脈的中間關脈，關脈主肝氣，本身弦脈繃得緊就是因為肝氣太旺。

浮脈是說脈位淺，就在表層，數脈是脈跳得比較急。浮數脈也主肝火，日久傷肝陰，致肝陰虛。講到這裡我多說一句，大家不要認為把脈很難，其實大多數人是可以自學的，學會把脈之後，能隨時了解自己的身體狀況。

該患者是典型的肝陰虛、虛火旺、肝陰虛血不得控、火氣下行流注下焦胞宮，導致衝任二脈受損，月經不調。

情緒調理配藥療，姨媽一切安好

剛剛提到的案例，其體質是典型的陰虛內熱，很多女性都是這種體質。陰虛的人易出汗，尤其是晚上睡覺盜汗嚴重，手腳心熱，心煩失眠，典型的五心煩熱。

因為她的病先由肝引起，我讓她先吃兩盒加味左金丸，先調理肝氣和脾胃，最後再吃兩盒知柏地黃丸養陰清虛火。兩種藥先後加起來她差不多吃了半個多月，吃完之後她的月經就恢復正常了，而且她原以為，那些提前進入更年期的心煩、失眠和盜汗的症狀，也竟然全都好了。這位女性原本不太相信中醫，這次她真心臣服。

我們看一下加味左金丸的成分，裡面有舒肝的薑黃，強理氣的青皮，香附、木香、陳皮、枳殼，延胡索也可以理氣，還有和解少陽、內瀉熱結功效的柴胡，調脾胃的白芍和清溼熱、瀉火的黃芩和黃連等。這個藥裡幾乎一半成分的藥都是在理氣，而且是理肝氣，所以它專治肝鬱化火引起的急躁易怒。肝火大必定會克伐到脾胃，引起胸脘痞悶（按：即胸部跟胃脘部堵塞不舒），噯氣（按：胃中氣體上出咽喉所發出的聲響，其聲長而緩），打嗝，吐酸水，所以把這個加味左金丸列為首選。

吃兩盒加味左金丸，肝鬱和火梳理得差不多了，就開始從根上養肝陰、清虛熱，養陰清熱一定少不了知母這味聖藥，其中還有熟地黃和丹皮，再佐以清溼熱的黃檗、澤瀉，其中還有健脾利溼的茯苓、山藥，這就是可以滋陰清熱，治療潮熱盜汗、耳鳴遺精、口乾咽燥的知柏地黃丸。中成藥調治身體通常是半個月一個小療程，這四盒大蜜丸吃完差不多就半個多月，自然藥到病除。

常有病人問該怎麼避免血熱下行，其實我們可以輕易避免發生這種情況，就是不發脾氣，不上火，遇事不能著大急。

人常說四十不惑，也就是對人生的理解和態度應該更加明確，到了這個歲數的人，處事之前應該先看（預測）結果。若能在事情剛發生之前，已看到了結果，那麼就沒有必要著急、生氣、衝動，應該泰然處之。人到了四十多歲應該越活越明白——就是有自己正確的三觀，只有明白了道理，自己的身體才不會受到傷害。

尿血沒有那麼可怕

我還碰過一個病人，發病原因跟前面那位女性差不多，因為母親突然去世，自己未能在膝前盡孝，心裡說什麼也接受不了現實，結果一股急火，再加上沒有吃好、睡好、悲傷過度，又忘記喝水，結果，突然開始尿血，也就是中醫所說的血淋症。

因為她找我看了很多年的病，我們很熟，她也比較相信我，就沒有去醫院，直接給我打電話說明症狀，問我吃什麼藥。我告訴她可以吃分清五淋丸，這是一種中成藥的小水丸，一袋六克，一天三袋，飯後一個小時吃。

吃這個藥，忌食一切酒、辣椒、牛羊肉等辛熱之品，一定要多喝水，多利尿，多休息。同時我也安慰她：「人都沒了，再把自己也搞垮進醫院，也解決不了任何問題，自己好好思量一下。」幾句話點到她的內心深處，她照我說的去做，也就兩、三天，症狀逐漸轉好，後來就完全正常了。

在《備急千金要方》中，就有記載五淋，其中五淋包括熱淋、石淋、血淋、膏淋、勞淋。用現在的話解釋，就是泌尿系感染、腎和輸尿管結石、泌尿系腫瘤，甚至還有淋病等性傳播引起的病症等，可以看出來，在一千多年前，前人已對人體常見疾病瞭若指掌，並給出了治療方法。

五淋問題非常複雜，著重強調的一點就是水。我們講水克火，飲水克體內的火也是最簡單、最易理解的一個道理。每當我看到這類病人，都問同樣的問題：「你平時水喝得多嗎？」得到的結果都是搖頭，不管是忘了要喝水，還是根本就沒有喝水習慣，不愛喝水的人多數都患過這種下焦溼熱引起的淋症。

當然這種淋症不一定都是血尿，最常見的就是，還老想去廁所，卻想尿尿不出來，這是身體在提醒你，要趕緊補充水分，否則體內的器官受不了。

舉例來說，放假出去玩，喝水不及時，也沒及時去洗手間，很容易引起泌尿系統感染。其實不單是這種男女性泌尿系感染性疾病需要補充水分，我們全身的各個臟器都需要補充水分，而腎臟只是起到了迴圈作用而已。

6 輕度失眠，少鹽、少糖、多運動

睡眠好，可以讓人變美。這是因為人透過睡眠休養生息的時候，可以化生氣血，氣血充足了，會反映在面容上，顯得人精神狀態很好。而失眠給身體帶來的危害，遠不止黑眼圈那麼簡單。

有位不到三十歲的年輕女性患者說她因為最近老上夜班，睡眠時間錯亂了，上完夜班、吃完宵夜，差不多已經半夜兩、三點鐘，本來感覺挺累，但就是難以入睡，好不容易睡著了，天也快亮了，結果一天也就睡四、五個小時，搞得自己精神狀態非常差。沒精神也就罷了，最近的體重還直線上升，半年重快十公斤。

還有一位四十來歲的患者，她說自己體檢時發現血壓變高，達到一五〇毫米汞柱，低壓也超過九〇毫米汞柱。醫生隨口問她最近睡眠怎麼樣，她說，老睡不著，事情也很多，不是家裡就是工作的事。

失眠會引發高血壓，是因為失眠導致氣血虧，氣血一虧，人就容易老。老不只表現在表面，血管也會過早出現粥樣硬化，高血壓就是血管病變引起的；而長期高血壓還會引起高血壓性腎病、腦病、心臟病等。中國國家衛生計生委已經把高血壓列入慢性病的調理範疇，可見高血壓對身體的危害有多大。

還有患者說，最近去看了心理醫生，心理醫生說自己患了焦慮症，原因也是失眠引起的。醫生讓她先調治好失眠，因為心理問題只是一方面，主要原因還是失眠。

以上案例中變胖、高血壓、心理疾病等，都是失眠引起的。再深入挖掘失眠的影響，結果更可怕，不論什麼年齡，睡不好，長時間讓自己處於緊張狀態，內分泌紊亂，免疫力下降；免疫力下降以後，你就會被劃為弱勢群體，哪波流感來了，都會傳染給你。除此之外，像結核病、女性的 HPV 陽性、帶狀皰疹等，這些細菌和病毒也會乘虛而入，這裡面無論染上哪一種病，人都會無法招架。

睡好覺不難，少鹽、少糖、多運動

了解失眠對身體的危害性，我們就應該早點去調理。早期的調理用中成藥效果很好，不要等嚴重失眠，再去吃唑匹可隆之類的鎮靜劑（按：唑匹可隆是一種短期治療失眠的藥物，但是非常容易導致成癮）。

中成藥調治失眠很多都是非處方藥，不含鎮靜劑成分，像百樂眠、烏靈膠囊、棗仁安神片，一般都是十四天為一個療程，按說明書服用即可。

這些藥的成分，大多含有寧心安神的酸棗仁、柏子仁、百合等，藥性緩，多是溫性。在吃這些藥時，不能吃辣，忌酒、菸，少吃一些油膩的食物。

另外要告訴大家的是，如果在服藥期出現舌頭發麻、身上起皮疹、嘔吐或腹瀉，頭暈乏力等症狀，必須停藥，這是極少數過敏體質人引起的反應。當然，因為這幾種中成藥都是非處方藥，出現這種情況的概率就像中樂透一樣低。

調理失眠用藥是一個方面，自我的調理也是關鍵。

當你因加班而打亂生理時鐘時，你找到方法緩解一天的緊張情緒，比如打球、游泳、騎車等，只要是自己喜歡的，哪項運動都可以，堅持一至兩個小時。這會先改善你的精神狀況，而透過運動也可以促進食慾、改善胃口。運動後講究一點，吃些海水魚、雞蛋、青菜等蛋白質豐富的食物；少吃鹽，多喝水，不吃含糖量高的高熱量麵食類食物。這樣每週堅持五天，就能塑造一個不一樣的自己。

不可輕視的急性呼吸窘迫症候群

如果失眠並伴有成人急性呼吸窘迫症候群，就得高度重視。

很多人可能沒聽說過這個病名，但一說這種症狀——晚上睡覺時，不自覺的出現呼吸困難，有上不來氣的感覺，皮膚嘴唇發紫，引起嚴重缺氧等，很多人馬上就明白了。

遇到這種情況，除家裡自備一些速效救心丸之類的急救藥品之外，不要大意，也不要擅自調治。有很多人說缺氧，想辦法吸氧就好，於是家裡買來氧氣瓶，自己吸氧。可是吸氧過多會引起氧中毒（按：吸入高濃度高壓氧氣的不良反應，症狀包括迷失方向、呼吸困難、視力改變等），所以，出現以上這種症狀時，一定要去醫院診治，結合血氣分析和肺片，排除病因，及早正確調治。

失眠後體虛，可服藥用維生素

有病人說：「我失眠後感覺虛，可以吃營養品和保健品嗎？」可以，但也有更好的辦法。我建議他服用維生素片，營養品貴，但藥用的維生素片非常便宜，而且效果會更好。我認為這不是有沒有錢的問題，作為醫生，我只關注效果，曾經有患者患有嚴重的維生素缺乏症，口腔潰瘍反覆不癒，吃了半年的保健品都沒用，結果花了沒多少錢，吃了兩、三瓶維生素B_2、維生素C之類的藥片，病就好了。

記住，保健品不能替代藥品，尤其在治病時，更不能替代藥品。

7 失眠多夢，複合維生素有奇效

對長期失眠的人來說，有好的睡眠是一件特別奢侈的事。俗語說得好：「吃十服藥，不如獨宿一夜，不覓仙方覓睡方。」這句話的字面意思，就是人一旦生了病，吃十服藥，也不如自己安安靜靜的休息一晚上，所以我們不尋找當神仙的方術，只尋求能得到安睡的方法。

我有一位朋友，他三十多歲時酗酒、愛吃肉、不講究生活。現在五十多歲了，他開始注重養生，戒掉菸酒，也不再吃麻辣火鍋、油炸食物以及醃製的鹹菜、肥肉之類的食品，足夠講究飲食。

但唯一困擾他的就是失眠，他每天晚上只能睡約四個小時，有時甚至睡不到四個小時。一開始醫生讓他吃唑匹可隆之類的鎮靜劑，他覺得西藥的副作用大，又擔心會產生依賴，吃了幾次就不再敢吃。

我很了解這個朋友，他平時的壓力很大，因為家族的事情，還有權力和金錢，他需要更多的思考和算計，來鞏固自己在家族企業的地位。他活得很累，終於在不久前，他剛過完五十五歲生日，就撒手離世。

有人一定會問，睡眠不好有這麼大的危害嗎？是的，而且睡眠不好的危害遠遠超出我們的想像。人思慮過度會勞傷心脾，會心悸、心慌、失眠，會肝氣不疏，久之也會肝氣鬱結。肝氣鬱結，如果再加上酗酒，真的就離死不遠了。

我認識一位患者，年輕時酗酒，從酒精性脂肪肝到中度脂肪肝，再到肝囊腫，等他不得不完全戒酒，到去世也就過了兩年多，最終還是被肝硬化腹水奪去生命。

我們往往在失敗中吸取教訓，但人的生命只有一次，如果開始他能戒酒，那麼命運就會被改寫。沒有戒不掉的酒，只看你有沒有這個毅力。

要知道，五十來歲照樣可以運動健身。那位患者身高一百七十公分，體重九十二．五公斤，如果他當時在戒酒時，改變自己以前的生活習慣，常做運動，戒掉含糖和澱粉高的食品，像健身運動員一樣，運動後只吃一些雞蛋白、胡蘿蔔、番茄、青菜，或適當吃些牛肉和海魚之類的食物，少鹽、少酒、不吃油炸食品。堅持半年，他的體重每個月至少減五公斤，不用多減，按照他的身高，他的體重只要減到七十公斤左右就可以，那麼他的酒精性脂肪肝、脂肪肝都會消失，甚至是肝囊腫，也會明顯減小或消失。

調理睡眠，要先調整好自己的心態，世界上比自己有錢的人太多了，為什麼有些人能做到不爭，這就是心態的問題。人的生活品質不是以錢的多少決定的，身心的投入到健康中，享受現在的美好生活才是大智。

當初他說自己有失眠困擾，問我有什麼好方法可以調理。我告訴他如果每天晚上睡不著，可以躺在床上閉上眼睛數數，要用意念去想一、二、三……一直到七十，如果能堅持數到七十，他就能澈底放下很多事情，而安然入睡。

後來他說，別說數七十，每次只數到三十、四十就不行了，這些數字會被一大堆這樣那樣的瑣事沖走。這個方法在他的身上毫無作用，是因為他的內心完全靜不下來，沒能放鬆。有失眠的朋友可以試試數到七十，這是個非常好的催眠方法。

現如今有很多這樣的病人，醫得好病，醫不好心。這些人的病根來自各種欲望，這種說法似乎超出了保健調病的範疇，我不是心理醫生，這個問題也非一、兩句話能說得清楚，但我的確見過很多這樣的患者。

人到一定年齡就應該回歸家庭，多出去轉轉，多享受一下現有的生活，透過自律、健身的方法，讓年輕時透支的身體找回健康。

人氣血虧時，沒有健康的體魄和氣血支撐，做事就有心無力。

中醫分得更細，比如心氣虛，出現心慌、氣短、乏累等症狀，可以吃天王補心丹和柏子養心丸等藥，先調理自己的心氣虛。

如果腰痠，腿沉，並且尺脈沉細，這些是腎虛的症狀，可以適當吃六味地黃丸，調理腎虛。

心虛和腎虛日久必定互損，形成心腎不交症。心腎不交就會失眠、多夢，甚至是噩夢不斷，一覺睡醒非常乏累。這種情況可以專吃天王補心丹，這個藥專治心腎不交引起的失眠多夢等症。

失眠屬於神經系統疾病，所以有必要調理神經，而調理神經最好的東西就是維生素。很多天然的維生素其實就存在於食物中，日本人為什麼長壽？就是因為日本人每天至少要吃三十多種食材，具體吃什麼我們不去深究，就說照這個量吃下去，身體一定不會缺什麼維生素、微量元素之類的東西。

很多現代人習慣中午吃一碗麵，上一天班，太累了，晚上叫個外賣，匆忙吃一口倒在床上就睡。試想，這樣的飲食和生活習慣，怎麼可能讓人健康長壽，又怎麼能不生病？

該怎麼辦？可以用維生素調節神經的方法，來調理自己的失眠症。我們沒條件吃那麼多花樣的食品，可以吃維生素類藥來補充體內缺乏的維生素，可以吃複合維生素片、善存、金施爾康等補充維生素的藥品。

大家在購買時，一定要注意後面兩個字——「藥品」，這個藥品跟市場上的那些保健食品有著本質上的區別，要看清上面的說明再吃。

第五章

困妳一生的婦科病，中醫有解

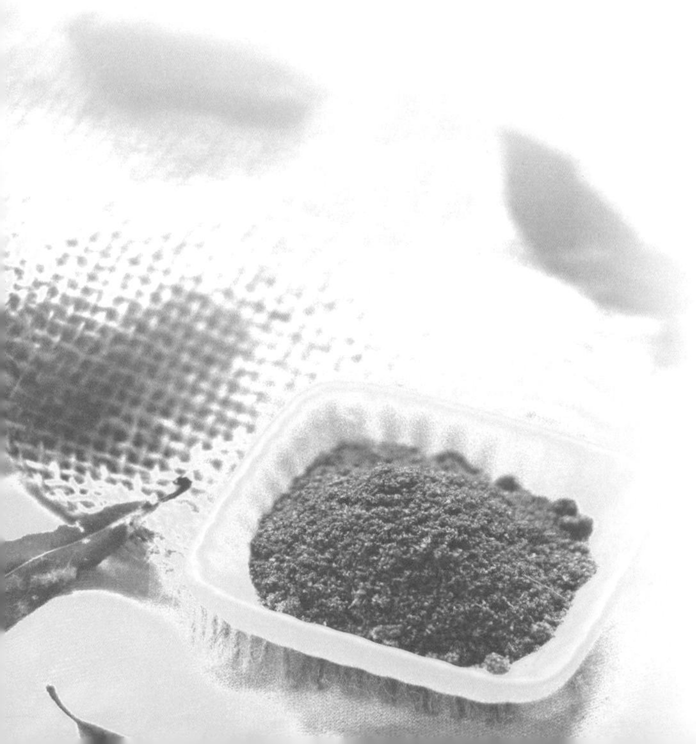

1 對症化溼，婦科病掃光光

中醫裡有一句話，是「上工治未病，不治已病」。意思是指，厲害的醫師在人患病，身體剛出現徵兆時，就開始調理了，而不是等發病之後再治。

治未病就是調理，而且是調症狀不調病，舉例來說，調心慌氣短，不是治心臟病；調噯氣、腹脹、反酸，不是治胃病，這些都是在調未病，而不是治已病，中醫在這方面是強項。

我們的身體本身就是一個晴雨錶，特別是女性，白帶異常基本是所有婦科病的前兆。當發現白帶異常時，該怎麼辦？只要掌握了簡單的調理技巧，發現異常就及時調理，很多婦科疾病都能防患於未然。

化溼清熱，告別白帶異常

總的來說，帶下異常就一個字——溼。西醫是抗菌，中醫是化溼，只要對症，不論哪種方法，都可以減少白帶或治癒，就不用再費盡心思去想化溼是不是抗菌。剛開始有白帶的時候，只是溼重，逐漸由多變黃，那是由溼生熱，變成了黃帶，形成溼熱帶下。溼熱到了極限，傷風動血，逼迫血液下行，就會形成中醫所說的赤帶。

我向大家介紹幾個白帶異常的案例。

有一位三十多歲的女性患者，是銷售主管，平時應酬多。她在某天一早就來找我看病，說她早上起床發現內褲上白帶味重，還有些發青，肚子也痛，量也很多。她很害怕，因為從來沒有經歷過這樣的事情，也不知道自己為什麼會染上這個病。

我沒有給她把脈，只看了她的舌頭，告訴她回去用板藍根煮水喝，每次十克，一天喝兩、三次。我還給她開了半個月的加味逍遙丸，叮囑她要戒酒和辣椒。聽到酒和辣椒，她說：「平時做業務很累，每次都要陪客戶喝酒。前一天晚上就是這樣，本來生意就沒有做成，自己憋著一肚子氣，還被人勸酒，心情更煩悶，一怒之下，喝得更多了，結果第二天就成這個樣子。」

我告訴她，半個月後如果還沒有澈底好，也可以再吃一盒加味逍遙丸鞏固療效。加味逍遙丸可疏肝，清利肝經溼熱。喝板藍根水雖然能暫時治好她的帶下病，但因白帶的病根在肝，所以根治帶下病還得要疏肝氣、清溼熱。她聽了也不解，白帶病怎麼會扯到肝上呢？

中國的婦科經典著作《傅青主女科》有這樣一段話：「肝氣上逆，氣欲上升，而溼欲下降，兩相牽掣，以停住於中焦之間，而走於帶脈，遂而從陰器而出。」

這位患者由於業務沒談成，心情不好，肝氣向上衝，再加上另外一個重要的原因——喝酒，中醫來說，酒進入體內就是溼熱，所以喝酒便加重了白帶的溼熱，溼性趨下，溼就會向下降，降到中焦的脾胃，最後一直下行到帶脈，就引起白帶異常，顏色發青。

板藍根是一味清熱解毒的中藥，可以歸肝經，專解肝經的毒。記得小時候有一年，中國流行肝病，家家都在喝板藍根。板藍根可以解酒毒，它和別的清熱解毒藥的不同點在於，它不是大苦大寒之品，吃了以後不至於腹瀉、拉肚子。

加味逍遙丸則能幫人消氣，其中成分含有丹皮、梔子和理肝氣的陳皮，氣降則肝自疏。

另外一種狀況是黃帶，也是女性帶下病中最常見的。黃就是熱，帶就是溼，換句話說黃帶是熱和溼引起的。

《傅青主女科》中說：「婦人有帶下而色黃者，宛如黃茶汁，其氣腥穢，所謂黃帶是也。」黃帶像濃茶，而且還帶著腥臭的味道，很難聞，這也是職場女性，尤其是久坐辦公室的人，最常見也最討厭的帶下病。

很多女性患了這種帶下病，都習慣先去看西醫，化驗白帶，做細菌培養，被查出白血球、紅血球、黴菌、滴蟲等，最後診斷為陰道炎、子宮頸炎之類的婦科炎症，用抗菌消炎藥七天、十天一個療程去治，起初效果都不錯，可總是時輕時重、反反覆覆，最後很多女性會轉而求助中醫。

一位剛過四十歲的中年女性患者，就是經常用消炎藥治惱人的帶下病，用她的話來說，都快治到沒有信心了，帶下病總是反覆出現，這次找中醫看，下決心喝幾個月的湯藥，無論如何也要澈底把病治好。

我沒讓她吃中藥，只讓她回家炒幾斤黑豆，每次吃一百克，一天兩次。她習慣早上喝粥，所以我跟她說，可以在早上喝的粥裡，加山藥和芡實打成的粉，每次在粥裡加入五克，攪拌均勻，隨粥喝下。喝到第七天，她發現白帶量明顯的減少。然後我讓她把黑豆改成每次十克，山藥和芡實各五克，她堅持吃十多天，沒有用一點抗生素，便治好了她的帶下病。

聽起來好像很簡單，僅憑在粥裡加兩味中藥就能治好頑固的帶下病，有點不可思議。但如果明白了裡面的道理，你就會明白只要對症，原來治病竟是如此簡單。

有人說黑豆是黑色的，入腎，可以補腎強精。中醫的五色養生中，只憑黑色就可以補腎之說，還有待進一步驗證。我是一個多年在臨床上工作的中西醫結合醫生，注重的只是實效。

《本草圖經》中有記載：「生大豆有黑白兩種，黑者入藥，白者不用。其緊小者為雄性，入藥尤佳，黑大豆可解百毒，下熱氣之藥也。」

黑白兩種豆，白的是黃豆，我們平時用黃豆做豆漿，是為了補充身體裡面所必需的蛋白質。而黑豆則是一種解毒的藥，就像藥房裡賣的牛黃解毒藥片。牛黃解毒片吃多了會拉肚子，因為藥性猛，容易傷腸胃，但黑豆就不會，藥性雖緩，但能治根。

不過，治女性的黃帶不是喝黑豆漿，而是炒黑豆，而且最好用土炒黑豆，就用普通的黃土。每五百克黑豆對五百克黃土，用炒菜的鍋，先把黃土炒熱後，再往鍋裡放黑豆，改用小火去炒，這樣不易把黑豆炒焦，要不停的用鏟子來回翻。十幾分鐘後，黑豆炒熟，篩去黃土，用乾淨衛生的毛巾拭去黑豆表面殘留的土後，便可藥用。

為什麼要用土炒黑豆，而不是用沙子或其他東西炒？因為脾屬土，用土炒過的黑豆就會具有土性，可以直接入脾。帶下病的病根就是溼，中醫認為負責管溼的臟器主要就是脾，用脾氣的升清作用能化掉溼氣，白帶因此減少，所以說用土炒黑豆，就是為了讓黑豆直接入脾解毒祛溼。這也正應了《傅青主女科》中的一句話：「黃帶者，脾之溼也。」意思就是黃帶病，多是脾溼造成的。

有帶下病，也可能是你身體太虛了

帶下病其實也是女性的任脈虛而生的病。任脈屬陰，陰虛就會出現白帶異常，只靠黑豆解毒，顯效會太慢，所以一定要補虛強任脈。前述病例中所提到的山藥，就是為了補虛，芡實則是為了補腎精、強任脈、止帶化溼。也不用特意煎成湯藥，只需要把等份的山藥和芡實加工成粉，每次在早晚熬的小米粥裡加入五克，這個方法效果就很好。

中醫不治陰道炎，只治帶下。西醫治帶下異常是抗菌消炎，中醫西醫結合，治帶下病雙管齊下，效果更好。也有一些女性患者在西醫治得不徹底時，口服黑豆，喝山藥芡實粥鞏固療效，病也能很快治好。我還是那句話，不管是西醫還是中醫，只要能治好病，就都是好醫。

但生活在現代城市的人，找豆容易，找黃土難。這時候可以吃清熱地黃丸，其實生黃帶病的根源就是血熱，血熱才是根，所以清血分熱的藥也是治療黃帶的首選。

我們吃藥會看說明書，說明書的適應症和功效上有提到自己的病症，才會吃，這叫對症用藥，但臨床經驗多的醫生不會這麼死板。像清熱地黃丸，它的功效是清肝肺熱、涼血止咳，用於肺胃積熱、肺經火旺引起的咳嗽吐血，鼻孔衄血，咽乾口渴、煩躁心跳快、腸熱便血、大便祕結。這裡面沒有直接提到可以治黃帶，但你只須注意這兩個字——涼血，黃帶就是因為血熱而致溼熱帶下。清熱地黃丸裡有生地黃、丹皮、梔子，這幾味藥都是在清血分熱。

清熱地黃丸是蜜丸，每次要吃兩丸，一天兩次，飯後半小時吃，可連服七天。如果吃藥期間月經來臨，需要停藥。如果出現輕度的腹瀉屬正常情況，停藥後腹瀉自然會好。

正常的白帶呈蛋清樣或白色稀糊樣，黏稠，量少，沒有任何異味。白帶的分泌多少與女性賀爾蒙相關，在排卵期、月經前後二至三天、妊娠期時，白帶量增多，青春期前及絕經後量很少，這都屬於正常。

女性的陰道裡有上皮細胞、乳酸菌等，這些菌維持著陰道的正常酸性環境（陰道正常pH值在三．八至四．四），能抑制其他病原體的生長，它們之間相互依賴、相互制約，形成一種平衡。

也就是說，女性陰道本身就有很強的防禦和自淨能力，所以，出現白帶異常時，請大家首先記住，千萬不要亂洗！找到內因才是關鍵。如果我們買一些覺得能洗乾淨的洗液，反而會破壞陰道內部的環境，最終增加感染疾病的風險。

因此，平時不要亂用洗液和栓劑，不要亂做陰道內手術，永遠不要小看陰道、子宮頸的黏膜層的修復能力，就像生口腔潰瘍一樣，有些時候不用刻意去治，只須注意生活和飲食習慣，注意口腔衛生，只過了幾天，在不知不覺中病就好了。

2
私密處出毛病，塗藥方式不對，狀況會更糟

很多女性有陰道炎的困擾，藥妝店裡洗劑琳琅滿目，不知道選哪個，用完這個用那個，結果越洗越糟糕。

為何外用藥越用狀況越糟？

我曾遇過這樣的患者，她三十多歲，已婚。她經常買外用的婦科栓劑，如抗真菌的邁可那挫、抗黴菌的克催瑪汝陰道錠、甲硝唑泡騰片，甚至還有潔爾陰洗液、苦參洗液等各種洗液，她幾乎都用過。她感覺自己有這方面的潔癖，甚至產生了依賴，不用這些東西，總覺得沒洗乾淨，可用得越多反而越不舒服。這到底是怎麼回事？

我們首先要知道以上這些藥是治病的，不是保健用藥，更不是預防用藥。而該女

士把這些婦科的用藥當成預防用藥，這種做法萬不可取。她為什麼用栓劑？栓劑的用法是塞入陰道，有陰道炎、子宮頸炎或子宮頸糜爛之類的病，才能用這些栓劑藥。如果沒有這類疾病，亂用栓劑，對女性身體的危害非常大。

我們先說說這些藥物的性質。這些藥裡有處方藥，也有非處方藥，而處方藥和非處方藥都是藥，都必須是國藥准字（按：中國規定藥品統一使用的批准文號，是國家級別的藥品批准文號），但在這些洗液或栓劑裡面有很大一部分是衛消證字（按：中國省級衛生行政部門頒發的消毒產品生產企業衛生許可證，只有獲得生產企業衛生許可證的企業，才有權生產消毒產品）。

消，是指消毒，也就是一些外用的消毒劑，不是藥品。有些人把這類消毒劑當成是保險劑，在性接觸的前後消消毒，就這樣以為不會傳染性病，這是錯的。要預防染或傳播性病，一定要採取最有效的防護，比如用避孕套。性病不會因為簡單的皮膚消毒就能避免，說得更直接一點，這樣的消毒法完全不能替代避孕套。

女性的外生殖系統疾病，最常見的就是外陰搔癢、外陰炎、外陰溼疹、尿道口感染等。這些最常見的病症，多是因為個人衛生原因造成的，比如月經期的護理不當，出汗過多，沒有及時更換內衣，外用的衛生紙和護墊刺激皮膚所致等。這些大多是一般的溼疹或毛囊炎，用洗液或膏劑就可以解決。

不過，在使用外用藥時也要注意方法。同樣一個藥膏，不會正確使用的話，病就好不了。

比如說外陰炎，其實就是外陰旁邊的毛囊感染，導致紅腫、發癢，甚至有輕度潰破，這個時候可以外用夫西地酸等抗菌的藥膏。用藥時，先用溫水把外陰處洗乾淨，洗乾淨後還要晾乾，之後用碘伏做局部的皮膚消毒。要知道碘伏只有在半乾時才能起消毒的作用，所以不能消完毒馬上就塗藥膏，這樣的做法是錯的。

等碘伏消毒後完全乾了，再外用夫西地酸乳膏，塗上藥膏後也不能馬上穿衣服或直接用護理墊，至少晾二十分鐘，讓身體吸收藥膏。如果擔心藥會沾到內衣上，可以使用外敷消毒用的醫用透氣敷貼。有很多女性晚上睡前這樣用藥後，只穿一件寬鬆的睡袍，第二天狀況就好多了，再用兩、三次，一般來說，都能痊癒。

其實這種情況也可以外用有衛消字的中成藥洗液，這類洗液很多，我就不再說藥名了。使用外用消毒劑時，可以先按照說明書上的比例稀釋好濃度外洗，洗完後再用溫水洗淨，最後再用碘伏消毒後晾乾，這樣效果會更好。

正確使用栓劑

栓劑是陰道用藥，一定要在有陰道炎的時候才能用。女性患陰道炎大多跟性接觸有關，其次就是太愛吃辣，忘了要補充水分。有病人說過，因為吃辣過多，第二天排便時，肛門處有種燒灼感。肛門處是直腸的黏膜，陰道內是陰道壁的黏膜層，同一個軀體，黏膜層引起的充血和水腫，其道理都差不多，有充血和水腫就會有分泌物，帶下就會不正常或有味道。

出現了這種情況，要先改掉不好的毛病，不要繼續吃辣，別再吃火鍋，要多喝水。水喝多了，小便由黃赤味重變成清長無色，這是一種很好的瀉火方法。另外，有陰道炎要禁止房事。把以上這些都改掉的同時，用溫水沖洗，也可以用陰道沖洗器沖洗。按照說明書上面的做法，一般情況下，可以有效的防治輕微的陰道炎。

當妳因為陰道炎做白帶常規檢查，有滴蟲或淋球菌陽性，或者有黴菌、黴漿菌、衣原體陽性等，這時如果是找西醫治療，就老實按西醫的方法用藥。醫生一般會推薦抗黴菌和真菌的氟康唑和奧硝唑，治療黴漿菌和衣原體感染的阿奇黴素，及抗淋球菌的抗生素等，讓妳用幾個療程就用幾個療程；讓妳和老公一起吃藥，一同治療，就一起服藥治療；還要按醫囑定期查肝功能和血常規，醫生會根據這些藥對身體的副作用，給你調換劑量或吃保肝的藥。

陰道的上方就是子宮頸，子宮頸病是一種現在很常見的疾病，先是子宮頸炎，再是子宮頸糜爛。子宮頸糜爛按級和度分為一級、二級、三級，一度、二度、三度。

其實子宮頸病也是陰道疾病的上行感染或直接性接觸感染，任何感染不會一上來就是糜爛，一定是子宮頸黏膜先充血水腫，然後再糜爛，所以說及早進行防治，就能遠離子宮頸癌這樣的惡性疾病。

出現上述情況可以適當用一些栓劑，但不能多用，要嚴格按說明書操作。一般中成藥提取的栓劑都有祛瘀、生肌、止痛等作用，可在晚上睡前用藥，每晚一次就可以。用藥前先用溫水沖洗，然後在陰道內納藥。一般藥用的栓劑包裝都很講究，幾乎都能達到無菌。若用栓劑時出現陰道內有燒灼感或劇痛，一定要停藥，並及時就醫。

如果病情嚴重，最好是找醫生先消毒後再用擴陰器操作，這樣能直接看到患處，直接把藥上到位。

外用栓劑治療婦科病的同時，需要反覆強調的兩個字是忌辣。此外，治療期間一定要禁止性生活。

3 蒸餾水勝過任何日常洗劑

蒸餾水是婦科沖洗最好的洗液，但在月經週期的上半月最好不要用，因為在月經週期中，陰道內黏膜在上半月，也就是排卵前，在女性賀爾蒙的作用下，陰道底層的細胞增生，使陰道上皮增厚，進而形成保護層。若洗掉了這一保護層，反而不利陰道內的健康。

經常有夫妻同時過來找我看病，而且他們會互相指責是對方的問題。我記得有一對剛結婚不久的夫婦，一邊看病，一邊責怪彼此。

兩個人都有病。女的拿出檢驗報告，上面的診斷結果是黴菌性陰道炎，帶下異常；男的被診斷為龜頭炎，也是黴菌引起的。兩個人把各自的診斷結果當成證據，來等待我這個「醫生法官」的宣判。

女的很激動，一直在喋喋不休，努力澄清自己的清白。她說自己很講衛生，經常用潔爾陰、婦炎潔之類的洗液清洗外陰，也從未有過非分之想，可自己就是不明白，為什麼這麼小心，還是被傳染。由於沒有經驗，剛開始還以為染上性病，雖說現在診斷出不是性病，但她總覺得自己的丈夫有問題，甚至認為對方對自己不忠，在外面亂搞，間接把病傳染給了自己。

男方覺得很冤枉，自己才是受害者，分明是妻子把病傳染給自己，不然怎麼會在與妻子有了性生活後，感染上這種病呢？

在醫生看來這很簡單，這個病的罪魁禍首是黴菌，只要查黴菌來自誰，來自何處就可以了。我讓男方脫褲子以看他外生殖器，一看就真相大白了，這就是兩個人生病吵架的根源。男子的陰莖包皮過長，龜頭只露出來不到三分之一，這個過長的包皮下面就是黴菌的藏身之處，九五％包皮過長的男性都藏有這種菌。

黴菌也是真菌的一種。沒有性生活時，這種情況構不成大害，但有了性生活就不一樣了。男子性起，陰莖勃起，直接把黴菌傳染給女方。

性生活過後雖說有清洗，但不可能把所有的黴菌都清除掉。男性更是如此，有時只用水沖一下或根本不洗，結果包皮蓋上龜頭後，裡面殘留的黴菌大量滋生。同樣，黴菌也會在女性的陰道裡，在合適的環境和溫度下生長繁殖，如此反覆下去，就會形成惡性循環，導致男性生龜頭炎，女性生陰道炎，這才是真正的病因所在。

性生活過後，男女都要清洗

性生活過後，男女都要清洗，我讓這位女性不要再用各種洗液，丈夫每天用溫水洗淨陰莖後晾乾，再塗上克黴唑軟膏外用，稍晾乾後再把包皮包回去。

這種菌不易澈底治癒，比如像腳上的腳氣就是如此，所以，如果醫生建議夫妻都吃抗生素，比如甲硝唑之類的藥，就一定要按照醫生的方法去做才能根治。

其實，最澈底的解決辦法是做包皮環切手術，以切斷傳染源。這對夫妻沒有去打針、點滴，只用了幾天的藥，症狀就好多了，最後老公也做了包皮環切術，澈底解決後患。

特殊的生理結構導致女性陰道疾病頻發，其實無論哪個器官都有與生俱來的抗病能力。陰道內有陰道桿菌分解成乳酸，陰道內環境保持酸性，酸性情況下很多致病菌不能存活，可防止致病菌在陰道內繁殖。**太愛乾淨的女人，反而容易生病，因為過度清潔或用陰道栓劑，會打亂這種天然的防護屏障。**

性生活後，不要立即喝冷飲

一般在性生活後，男女都會感到口渴，很多人習慣從冰箱裡拿出冷飲，痛快的喝，這個舉動簡直大錯特錯。

中醫認為腎為命門火，人性愛時命門火燒得正旺，這時候喝冷水，無異於突然下去一盆冷水澆在命門火上。這一盆水可了不得，時間長了會澆得人陽痿、早洩，等到腎氣衰竭時，不管用什麼辦法也無力回天了。記住，這時候只能喝溫水，稍燙點的水更好，這不是在解渴，而是在慰勞你辛苦的腎。

4 一掬魚腥草，洗出健康好女人

前段時間我遇到一位女性患者，因為冬天冷，她去泡溫泉，結果感染了婦科病，到醫院做輸液治療，費了好大的勁才治好。她訴說自己病情時，看得出她依然是心有餘悸。她說真是恐怖，這樣就能傳染婦科病，以後怎麼去公共場合？

她說自己在這方面非常注意，也很講衛生，和上節提到的夫妻患者一樣，家裡有各種各樣的洗液，每天洗，有的時候一天要洗兩、三次，都快有潔癖了。她原本認為，洗得越乾淨就越不會生病。但經過這次泡溫泉她發現，越衛生，陰道反倒越容易感染、犯婦科病。同樣是去玩，為什麼一起去游泳的同事都沒事。她帶著疑問來問我，到底是洗好，還是不洗好呢？

毫無疑問，肯定是要洗，但要看怎麼洗。不能亂洗，不能像患了潔癖似的無節制的洗，這樣不但沒辦法衛生防病，而且還會使陰道的免疫力下降，反而易生病。

洗有兩種，一種是保健的洗，一種是治病的洗。保健性的洗，就是指在一般情況下，用溫水，不加藥，清潔外陰，做外陰護理。在沒有外陰搔癢、白帶異常，沒有陰道炎和外陰炎的情況下，只用蒸餾水洗，因為蒸餾水是婦科清洗最好的洗液。

看到這裡，有些人可能會問，陰道裡有菌，不就是生病了嗎？不盡然，陰道是有菌環境，也可以說是生理性的菌，這種生理性的菌能清潔——抵禦有害菌群的侵入，如果這時候用殺蟲抗菌的中西藥外洗，把菌統統都清理走，反而會打亂陰道裡的菌群平衡。也就是說，破壞了正常陰道裡菌的自行調節。說嚴重點，盲目的外洗就像一種暴力干預，反而讓細菌和病毒可乘之機。前文提到泡溫泉的那個女性就是這樣，這種外洗的潔癖反而害了她。

第二種治療的洗法，就是用西藥的消毒藥水或中成藥煎成的湯劑薰洗外陰。西藥類藥水的作用是消毒抗菌，為的是治療滴蟲、黴菌、真菌等陰道病；中藥是用蛇床子、苦參、黃檗等，起到清熱燥溼、解毒殺蟲的目的。

有了白帶異常、黃帶惡臭或像豆腐渣一樣，外陰處鑽心似的癢得難受等症狀，被確診為陰道炎、外陰炎，不管是滴蟲還是黴菌，都應該馬上用洗液驅逐這些討厭的菌，這時候有必要用西藥類消毒液。

操作方法是：先用碘伏做局部的外陰消毒，然後再用中成藥的洗液，先薰後洗，而且用中成藥洗完後約一小時，再用蒸餾水沖洗乾淨，這樣效果最好。

外用洗液時，大家需要注意的是，不要以為外洗的藥濃度越大，抗菌殺蟲的效果越好，這是錯的。外陰和陰道在西醫的解剖學來說，是黏膜層，非常脆弱，很容易因洗液的藥物濃度過大而受傷。

曾有一位女性，治病心切，洗液的用量比平時多兩倍，結果灼傷了外部的黏膜而潰瘍，外敷了半個月的雲南白藥才把病治好。總而言之，女性在外用洗液時，一定要嚴格的按比例配比，因為配比濃度都經過臨床實踐考證過的，只有這樣才能治病又不傷身。

此外，魚腥草是一種很好的外洗保健方，既簡單又省錢，能防病又能治病，不像用西藥會產生耐藥性，也不會打亂陰道內的菌群平衡。到藥房裡買兩百五十克魚腥草，可以用半年，每次用三克，煎兩千毫升的水，每個星期洗三次，可以隔日一洗，也可以連洗三天。

作為地球上的一分子，我們一定會接觸公共場合。當你去游泳、泡溫泉、出差住旅館、去公共場合洗澡以及性生活後，都可以用魚腥草清洗。

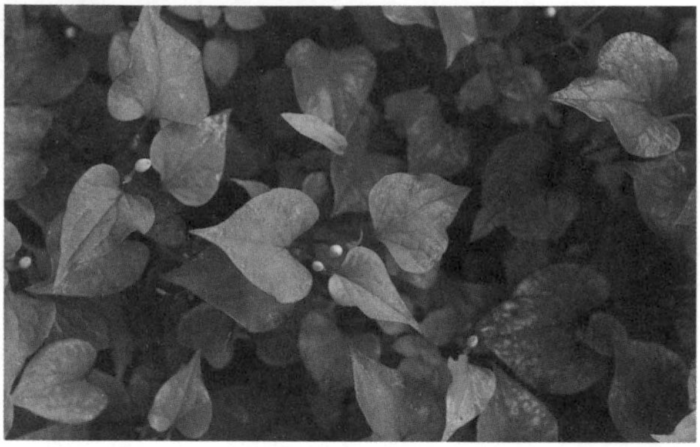

▲魚腥草可清熱解毒、利水消腫，是一種可以煎湯外洗的中藥。

魚腥草能清熱解毒、利水消腫，可治泌尿系統的淋症、婦科白帶、溼疹、疥癬等，最主要的是，它可以煎湯外洗。不是所有的中草藥都可以煎湯外洗，只有少數的草和葉子類的中草藥才有治療效果。中醫常用魚腥草治婦科病，西醫也一點不遜色，同樣也把它廣泛應用在臨床上，用來消炎、抗病毒，治婦科病，甚至還用來治咳嗽、氣管炎、腸炎等，都收到了很好的療效。

洗法很簡單，用三克魚腥草煎湯，不是治療量，而是保健外洗的用量，洗完後，也需要過一小時後，再用蒸餾水沖洗乾淨。魚腥草在給你經濟上帶來實惠的同時，也讓你防婦科病於未然。如果是懷孕後就不要用了，因為保健的外洗量也有藥性，洗多了會動胎氣。

那麼，女性溼熱帶下平時，應特別注意哪些地方？

我們天天說溼熱，到底溼熱是怎麼來的？凡事有因必有果，吃辣可以讓人胃口大開，喝酒可以釋放壓抑心情……吃辣多了會上火，喝酒多了會口乾、口渴。當你小便黃，有燒灼感時，就代表體內溼熱。女性的陰道本來就是一個「津津而潤」的環境，這些壞習慣損耗體內的津液，使陰道內黏膜充血水腫，帶下的分泌物變得味重難聞，白帶增多如豆腐渣樣。

由此可見，這些陰道炎、帶下病都是自己「做」出來的。其實，很多時候都可以預防女性的帶下病，如改掉吃辣、喝酒、熬夜等不良生活習慣，每天至少喝一千毫升的水，空腹吃兩次水果，就可以清除體內的溼熱。最簡單、最好的方法，都是平時只需稍加注意，便可做到。

5 三十歲前後的痛經，病因大不同

我把痛經按年齡分成兩個階段，一個是三十歲以前的痛經，一個是三十歲到五十歲絕經前的痛經。

三十歲以前的痛經，壓力、吃零食造成的

現代有很多未婚女性有痛經，其中也包括上國中、高中、大學的女孩子。因為痛經，家長也給孩子做過很多次彩色杜卜勒超音波，孩子的子宮、卵巢、附件都沒有大問題，就是每次來月經前兩天，就痛到沒辦法上學。還有很多家長擔心孩子的痛經會碰到中考（按：在中國，中考是指結束國中課程後的升學考試）或高考（按：考生進入大學和選擇大學的資格考試，也是中國最重要的國家考試之一）那幾天，甚至讓孩

子在那幾天吃女性賀爾蒙之類的藥，讓孩子的經期提前或延後。這種做法是不對的。應透過正確的調理，以緩解或治癒痛經。

除了極少數屬於特殊體質外，大多數孩子來我這裡看病，都是面色氣血足；把脈，浮數有力；問月經，常會有血塊。許多孩子痛經時，會用暖水袋外敷小腹，症狀因此明顯減輕，在這種情況，我都不會給這些孩子開藥，只告訴她們怎麼調理。

怎麼調理呢？先來說說誘因。

第一，學習壓力。孩子學習緊張，情緒最容易受影響，**情緒不穩會導致內分泌失調**，內分泌一失調，月經就不正常，而痛經就是月經不調的症狀之一。

第二，現代的孩子們吃很多零食。晚上學習時間長，孩子到了十一、十二點才睡覺，若在這段時間餓了，只能靠零食充飢。

雖然大部分家長知道這類食品對身體不好，因此視為垃圾食物，但孩子只能靠這些高熱量、不健康的食品，替自己補充能量，這些食品對身體的影響，想必大家都能了解一二，這裡就不再多說。

還有一個因素就是孩子們因為課業繁重，所以運動少、代謝慢、水喝得少，這些高熱量食品會助溼生熱，溼熱下行至胞宮，下焦溼熱就會引起痛經。

受寒著涼引起的痛經也很常見，平時吃生冷的東西過多、愛美穿得太少，經前或經後涉涼水等，這些都是著涼的因素，寒凝胞宮則痛，痛則不通，不通則瘀，經血有暗紅色的血塊就是瘀。

因寒引起的痛經，得用暖水袋外敷可以暫時緩解疼痛。這種疼痛還可以吃艾附暖宮丸，一次六克的蜜丸，一天兩次，飯後一小時吃。這種藥含有艾葉、香附、吳茱萸、肉桂等溫經理氣的藥，可以治療行經腹痛，但要記住這種藥不是止痛藥，是調理藥，不可能吃下藥後就馬上見效。

三十歲以後的痛經，因寒、溼導致氣滯

對於三十歲以後、年齡較大的女性而言，引起痛經最重要的一個原因是流產。現在有未婚先孕，或剛結婚不願意過早生孩子卻意外懷孕的人，這類人大多數人會選擇流產。

藥物流產的成功概率不到五〇％，有很多人吃了流產藥，胚胎沒有打下來，陰道卻流血二十幾天，這時才知道流產失敗，再去複查超音波，結果子宮內有殘留物，需

要清宮才能止血。流了二十幾天的血，子宮內膜已經非常薄，如果再遇到一個技巧不太熟練的醫生，清宮時可能刮漏子宮，造成子宮穿孔……我就不再往下說後續的嚴重性了。

只是正常的人工流產都會讓子宮內膜受損，何況子宮內膜炎、習慣性流產、子宮內膜異位症、子宮腺肌症等疾病，這些病都會引起痛經，一旦病到了這種程度，必須要去看醫生。

像習慣性流產、子宮內膜異位症、子宮腺肌症等，這些都屬於婦科類的疑難病，多見於三十歲至五十歲的中年女性。這類病引起的痛經都比較難治，而且大多是自己早年不注意造成的。年輕時沒好好養護，沒保護好子宮，所以才會出現這些難治的病。不光如此，有五〇%的人在這種情況，還會合併子宮肌瘤。

不過女性也別太擔心，如果扛過五十歲絕經前這段時間，絕經後，這些病大多會不治自癒。

中醫把這類病大多歸屬為瘀血內阻，認為這類病跟寒、溼、情緒導致的氣滯有關係，一些患者反應在這種情況下，用艾灸效果比較好，其實艾灸治療這種情況引起的痛經，最主要有三個穴位：關元、中極、三陰交。每個穴位艾灸五分鐘就可以，注意不要燙傷皮膚。大家也可以到網上買艾灸盒，調好距離，易操作，又不易受傷。

艾條在網路或藥店都能買到，如果你有心，可以買來放幾年再用。五年的陳艾效果更好，因新生艾草含揮發油多，味大還會刺激眼睛，燃燒速度也很快，點燃後不僅火力大、煙大，容易灼傷皮膚，燒的同時，會掉很多灰。

而陳年艾條就不會這樣，因為保存時間長，易燃的揮發油變少，火力溫和，燃燒的時間也變得持久，穿透力還強，用過陳艾的人都會有很深的體會。

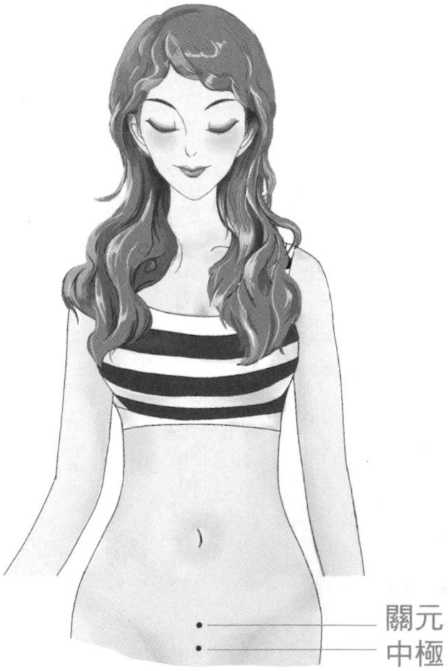

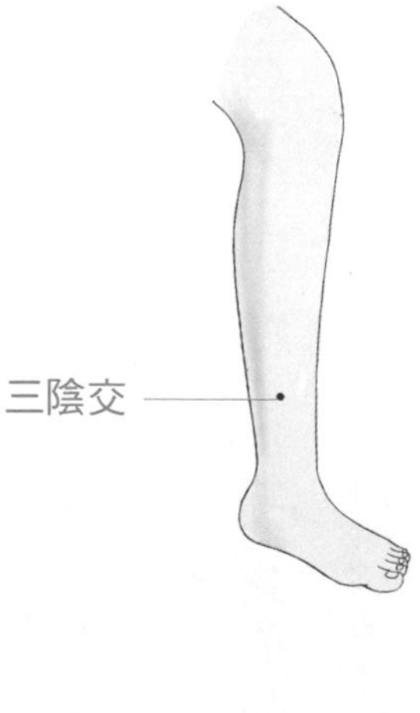

6 痛經分三種，飲食調理也不同

病人經常問我有什麼更好的食療方，覺得藥能不吃就不吃。確實如此，畢竟藥有副作用，如果只吃瓜果蔬菜就能調病治病，那該有多好。

我可以鄭重的告訴大家，食治只是輔助治療，真有病，還是得看醫生。

當然，也不可輕視輔助治療。例如，俗話說七分治，三分食。原來要吃十天的藥，靠輔助食療，結果少吃三天藥，既省錢，又養身體，更何況食治在未病之前的調養也至關重要。

古人有句話：「不知食宜者，不足以存生也；不明藥忌者，不能以除病也。」簡單的說就是，不去想食物是涼還是熱，也不考慮適不適合自己，只知胡吃海塞，不生病才怪！

食療對痛經也有很好的效果。

痛經有三種痛：寒痛、熱痛和溼痛。

寒痛最易懂，月經來時，有暗紫色血塊，最關鍵的一點就是在腹部位置放熱水袋，能明顯緩解疼痛，這就是中醫所說的得溫痛減。治病也是這樣，艾葉和附子等熱藥，在治療寒痛時勢必不可少。

寒了就要記得不能再雪上加霜，要穿得暖一點，不能為了漂亮，到了深秋還只穿絲襪凍得瑟瑟發抖。在經期和經期的前後，不要碰冷水，別用冷水洗衣服，可以用洗衣機代替，畢竟那點電費遠比吃藥便宜得多。

食治更是如此，吃飯更要選擇性的吃，要喝粥，也可以喝點薑糖水，還可以吃點性溫的水果，比如龍眼、果仁類等。這個時候可以適當吃些辣椒，辣可以祛寒，或吃點涮羊肉火鍋，同樣也可以抵禦寒邪。如果在這些環節稍加注意，因寒導致的痛經，就不再會騷擾你的工作和生活。

再就是熱引起的痛經，這種情況屬少數。月經來時沒有血塊、量多，而且是鮮紅色或者是淡紅色，來月經的天數也比原來長。而這種人都有一個習慣，愛吃辣，而且吃得很多。中醫有句話：「熱可以迫血妄行」，就是說本來要出一升，因為熱，就會出一升半到兩升。除了痛不說，血出多了身體會虛。如果明白自己的痛經是熱因，那就該忌辣，同時吃點偏涼的水果或果汁，多吃些蔬菜。別以為這樣做簡單，其實這樣做也是在釜底抽薪，熱解了，痛自然就會止，血也會安，月經自然會正常。

最後，溼也會引起痛經。

溼引起痛經時，前兆就是白帶多（溼重）。從西醫的角度說，就是帶下不正常引起盆腔炎症，而導致痛經。中醫其實不外乎這個道理，是溼性重濁趨下，流注於胞宮而引起小腹疼痛。

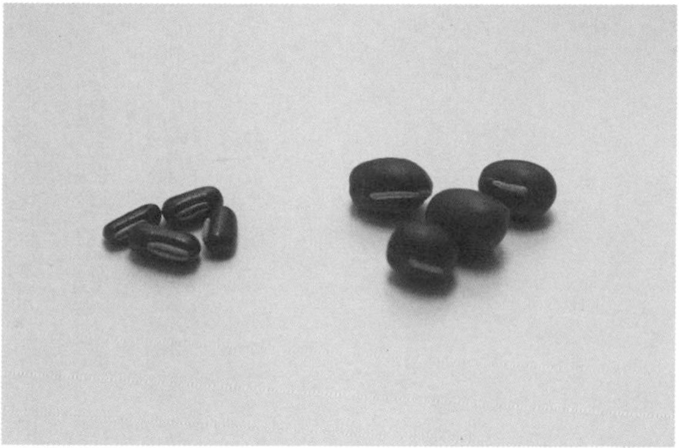

▲左邊為赤小豆，右邊則是紅豆。赤小豆的藥效比紅豆好（圖片為 Samuel Wong 所有，CC BY-SA 2.5, https://commons.wikimedia.org/w/index.php?curid=1661868）。

靠調整飲食來治療這種情況下的痛經也不難，食物中有薏仁和山藥。薏仁祛溼，山藥健脾祛溼，可以做山藥薏仁粥，再加入點小米和赤小豆（按：為豆科一年生半纏繞草本植物赤小豆乾燥的成熟種子。常與紅豆混用，然而赤小豆藥效較佳），更增強祛溼的效果，早晚食粥，也恰似食藥，既治病又可以充飢。很多女性出現帶下病時，都會喝這種粥，也因為喝粥，很多帶下病不治自癒。

當然因溼而致痛經的時候，吃飯同樣也要忌口，像奶油蛋糕、肥肉、魚蝦類就要少吃，因為會使溼氣加重，甚至還會使「溼地」變成「沼澤」。

7 艾火溫薰，治痛經

針對痛經，西醫習慣用一些西藥快速止痛，但西藥的止痛劑有一個弊端，那就是藥物的半衰期比較短，即止痛的時間較短，藥勁下去又開始痛，總不能老是給女性用止痛藥，不僅副作用大，也不是長策。

我之前遇到一位女性患者，經常痛經，以前她都是打止痛針，可想而知這個痛的程度有多厲害。問清楚狀況後，我讓她先吃兩顆元胡止痛片，吃藥時，她不悅的反駁：「以前吃過這個藥，藥效來得太慢，效果不好。」我跟她說不要著急。

吃完藥，我讓她平躺在床上，點一柱艾條，讓她感受艾灸時的溫度是否適宜，並告訴她感覺熱的時候就點頭。我緩慢的沿她的腹部肚臍至小腹的正中線上，來回灸了三趟，約五、六分鐘。她詫異的「哎」一聲，說感覺好多了。

由於她可以忍受現在的痛，我讓她用墊子墊後背，用半坐的姿勢，再讓她自己操作艾灸，並灸十幾分鐘。

過了十多分鐘，她笑著走出治療室，對我說：「以後痛經可以不打止痛針了，自己就可以搞定。」

我請她伸出舌頭，我看完舌苔後告訴她可以連灸三天，以後每次月經來之前都可以按這樣的方法灸幾次，可能完全治癒她的痛經。

我會看她的舌苔，是為了驗證艾灸的效果。她剛來時，舌苔是水滑苔，像剛喝完水一樣，冒著水氣，舌體呈青紫色。水氣是寒，青紫色是瘀。她會痛經就是因為寒導致血瘀。

透過一番艾灸，我想看看她舌苔還有沒有水氣跟青紫色。

果不出我所料，她舌苔上的水氣沒了，舌體也變得紅潤起來。看到了我想要的結果，確認她的疼痛不會再復發後，才結束了診療。

痛經，大多是因為寒和瘀。寒凝血瘀，經血充盈要來時，子宮壁會因此痙攣而疼痛。唯艾灸的藥力能快速的緩解痙攣，艾灸借火的溫和熱力透入肌膚，透過經絡和穴位的傳導作用，來祛寒活血，緩解子宮平滑肌的痙攣，快速止痛。

這樣做也不用怕找不準穴位，用燃燒的艾條從肚臍的神闕穴，依次沿著氣海穴、石門穴、關元穴和中極穴，以及三陰交穴灸治，這些都是治療女性痛經的必灸穴，溫熱至，經絡通，痛自然會除。

平時痛經時，很多女性會吃元胡止痛片，裡面雖說有擅長止痛的延胡索，但經過藥入胃的消化和吸收，效果會慢一些，但如果加上艾灸的作用，提速藥效，效果也更好。

如果家裡沒有元胡止痛片，也沒關係。一般來說，家裡都有生薑，我們可以把生薑切成薄薄的片，貼在肚臍以下的腹正中線上，依次覆蓋腹正中線的幾個穴位，然後再用點燃的艾條隔薑片去灸，這樣效果也非常好。生薑可以溫中散寒，它可借助艾灸的溫熱直透穴位和臟腑，寒病熱治，其實治療頑固性痛經也可以這麼簡單。

痛經時，單用艾灸，或只吃藥，方法單一，見效就會慢；但用艾灸，吃元胡止痛片，隔薑灸，三種方法結合起來，就像是三個臭皮匠，可以抵得上一個諸葛亮了。

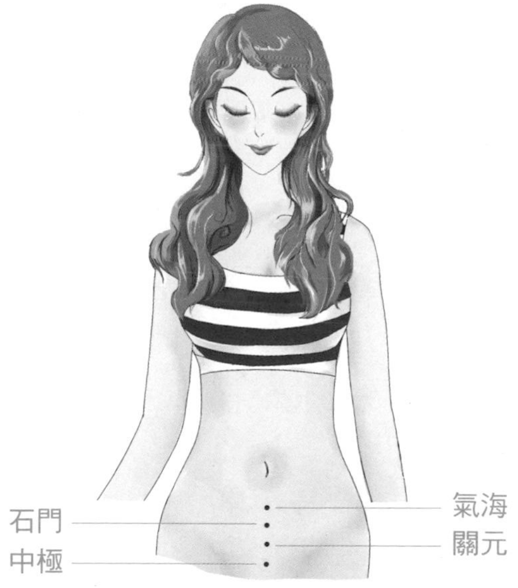

8 月經遲遲不結束，那就自製鹿胎丸

子宮內膜異位是一種常見的婦科病，最明顯的特徵就是痛經，特別是來月經的前一、兩天，疼痛難忍，甚至連吃止疼片都不管用。這種疼痛不亞於癌症，所以子宮內膜異位也被稱為「不死的癌症」。

其發病的原因有多種說法，但是目前臨床上還沒找到確切的原因。

這種病一般多發於生育期的女性，基本上，不會出現在青春期之前的女性和更年期之後的女性身上。

我曾遇到一位女性患者帶著孩子和老公，一家三口來我這裡給孩子看病，看完孩子的病，她說自己還有些治婦科病的心得想跟我交流一下。

這位患者三十來歲時因為痛經，被確診為子宮內膜異位症。她每次來月經都痛得死去活來，無奈只能吃止痛藥，但止痛藥最多也只能維持幾個小時。更討厭的是月經

每次來，就好像再也送不走，淋漓不斷的來二十幾天，都快要和下次的月經接上頭了，她甚至分不清楚哪個時間是自己月經的正確週期。她想過去做手術，但除了切除子宮也沒有更有效的方式，也試了西醫的賀爾蒙療法，都沒用。

她幾乎對自己的病失去了信心，因病導致體虛，動不動身上就會出虛汗，月經血過多，也導致貧血、渾身乏力、心慌氣短，讓她無法正常的工作和生活，以致告病在家休息。

病急就會亂投醫。偶爾有一次，她聽別人說鹿胎丸可以治這個病，而且網路有賣，於是她抱著試試看的心情訂了一盒。誰曾想到還真有用，吃了兩次肚子就不痛了，月經量也明顯減少了，可隨之而來也出現別的問題：渾身燥熱、鼻乾、咽燥，脣邊一晚上就長出了一堆皰疹。

她一看裡面的主要成分，除了鹿胎外，還有紅參、當歸、益母草、肉桂，這些都是熱藥，自己的體質根本就承受不起這些熱藥的窮追猛打。畢竟是好不容易找到了治自己病的良方，於是她決心自製一種不上火的鹿胎丸。

她從藥房裡買來兩個鹿胎，一個大約有兩百克，又買了五十克鹿茸，放在一起加工成粉，經過幾次過篩，把兩種藥加工得非常細，然後放在瓷器內加入五百克蜂蜜，放在鍋裡用文火蒸一個小時，放至冷卻後，她把它們搓成一個個核桃大小的藥丸。她每次吃一丸，一天吃兩次，飯後服用，吃了一個多月後，病就好了，不再痛經，月經也按時來臨。她發自內心的欣喜，把這個方法告訴身邊患子宮內膜異位症的姐妹，從後期反響來看，大多數堅持服藥的都能治癒。

她已經堅持服用兩年，現在每天只吃一丸，氣色和精神狀態恢復得非常好。作為醫生，我喜歡跟患者交流，這個過程能讓我收穫不少的良方妙方，比如前面我們提到用乾蔥葉泡腳治風溼和老寒腿，也是透過跟患者交流學習到的。我也很為這位女士高興，同時也為她的無私和豁達而心生敬意。

以前民間流傳著兩句話：「皇帝喝鹿血，皇后吃鹿胎。」鹿胎有益腎壯陽、補虛生精，它能治痛經是因為能補腎陽，強壯身體的底火，溫暖胞宮，從而祛寒、緩解痙攣、止痛。而鹿茸壯元陽、補腎精的功效，相較鹿胎有過之而無不及，這也是為什麼現在的鹿茸作為補養品，卻比參類更昂貴。

鹿茸可強壯筋骨，治療所有虛症，大病初癒及放化療以後的病人，都非常適用。好藥就應用在刀刃上。治子宮內膜異位症引起的痛經，鹿胎丸是藥到病除，補虛更是藥到虛自除。另外，由於熬夜、勞累而導致的身體消瘦、沒有精神、頭昏耳鳴、兩眼昏花、腰膝痠軟等亞健康狀態，甚至宮冷、性冷淡、不孕症等，出現以上這些情況，你都可以自製鹿胎丸服用，藥效遠非那些保健品所能敵。

但如果你患有習慣性便祕，過好幾天才排便一次，或者容易咽喉腫痛，容易犯牙齦炎、長痤瘡，這屬於本身就火氣大，吃鹿胎丸的時候，要根據自己的體質，一定要減量。

鹿胎丸用於治病功不可沒，用於保健它更是當之無愧。這個方子不但解決了一個疑難女性病，又是一劑專門為女性補虛的良藥。

安坤顆粒，不麻煩的婦科聖藥

如果有些人覺得製作鹿胎丸比較麻煩，我再給大家介紹一個能治療子宮內膜異位引起痛經的中成藥——安坤顆粒。

這個藥在每次月經來之前一星期服用，能有效緩解子宮內膜異位引起的痛經。安坤顆粒裡含有牡丹皮、當歸、茯苓、女貞子、益母草等滋陰清熱、健脾養血的中藥，有很好的滋陰養血功效，對治療月經提前、量多或月經紊亂，腰骶痠痛，下腹墜痛，心煩易怒，手足心熱有很好的效果。

9 四十歲女人，多做隔茸灸

艾灸不僅可以治療痛經，也可以治療女性帶下病，這就如同一塊被水浸透的溼地，用點燃艾條經過幾次灸烤，會慢慢的清除溼氣，地就會變乾。帶下屬溼，除溼就能治帶下，治帶下病需用燥溼的中藥，灸療透過溫熱透穴、通經絡，進而化溼，就是這個道理。

有一位四十多歲的女性患帶下病多年，想了很多辦法都沒能徹底治癒。她除帶下病之外，還有腰痠、腿軟、性冷淡，食慾和睡眠也不太好。我一把脈，發現她尺脈沉細，確認她是腎陽虧損，其實她的病是先在腎，後及脾，最後才導致帶下不正常。

我讓她回家自己做艾療，還給她開了幾片鹿茸、三盒金匱腎氣丸，並詳細告訴她艾灸的部位：分別是肚臍下方的中極穴、腰旁邊的帶脈、膝蓋周圍的陰陵泉和腳踝上方的三陰交，以及後腰椎位置的脾俞、腎俞。

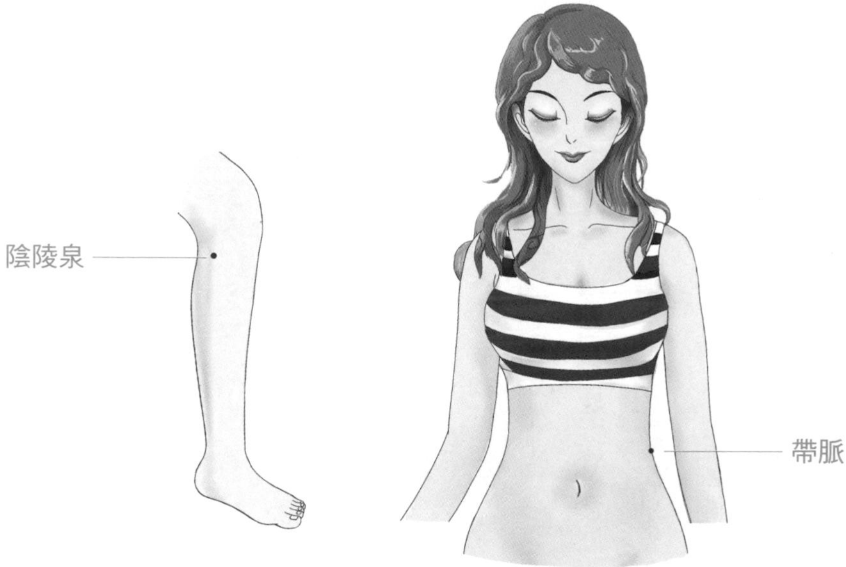

我讓她每次艾療之前先把鹿茸片浸水五分鐘，浸溼後覆在穴位上，用艾條隔鹿茸片去灸，每次每個穴位一直灸到把鹿茸灸乾灸熱，然後再灸三到五分鐘；換另一個穴位的時候，重新用水將鹿茸弄溼透再灸。每個穴位像這樣連續操作三遍，十日為一個療程，回去後再連服十天的金匱腎氣丸，十天後複診。

十幾天後，我再見到她的時候，看到她春光滿面，真有如隔三秋的感覺。十幾天前一個腎陽虛損、性冷淡、患帶下病的女性，和現在一個腰不痠、受性愛滋潤，且帶下病康復的她，完全是兩個人。

中極穴正處於女性胞宮上面的位置，要想化溼治帶下，這個穴位必灸，因為這個穴處可以垂直作用於胞宮這塊溼地。

帶脈主管帶下，在側腹部，第十一根肋骨垂直下方與肚臍水平線的交點上。兩側對稱互灸，找準穴位後，可以這樣做：站起身來，用薄的溼紗布固定鹿茸片，左右手各拿一支點燃的艾條，對稱艾灸，灸熱後，停留幾分鐘，然後再次把鹿茸片滴溼，再灸熱，連續灸三次，灸帶脈結束。

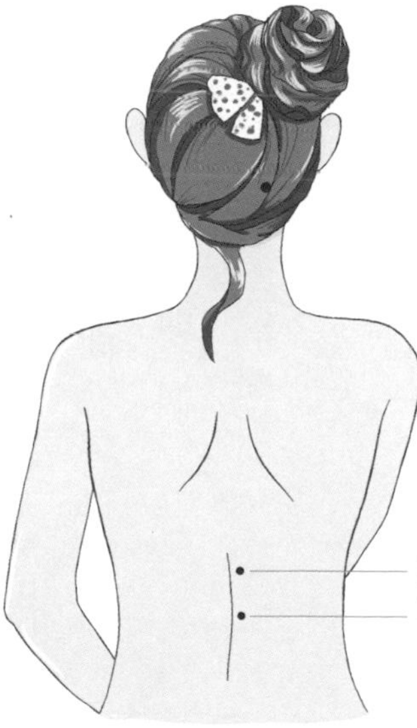

下面依次是脾俞、腎俞、陰陵泉和三陰交。灸脾俞是為了增強脾氣，在調理胃口的同時，用脾氣升清化溼的功效，從脾的根源上解決帶下的溼氣。灸腎俞是為了強腎陽，溫化女性的帶下，什麼時候也不要忘記腎陽這個底火。我們常說人接地氣才會不生病，其實胞宮也只有接腎氣，才不會性冷淡，帶下才會正常。

溼氣會下行至大腿內側的陰陵泉和腳踝處的三陰交，患帶下病的女性仔細看一下大腿的內側，沿足太陰脾經的一條線向下，大多都發青紫色，偏胖一些的女性雖看不見青紫色，但用手輕輕一壓就會覺得有疼痛感，這都是體內溼氣重的表現。

陰陵泉和三陰交都是陰穴，也是溼氣最喜歡藏身的地方。艾灸這兩個穴位是讓溼氣上行不能，下行無處，上下夾擊，最終把溼氣澈底驅逐於體外。

金匱腎氣丸是治腎陽虛的藥，在治療性冷淡、腰膝痠軟的同時，透過內服藥物補腎陽，也是為了間接溫化掉溼引起的帶下病，結合艾灸的物理療法，起到的是內外通治的效果。

鹿茸在這裡起到的是什麼功效？你一定會說，是壯陽藥。的確，鹿茸內服可以壯陽，提高性功能，但蓋在穴位上灸療外用，透過藥性的滲透就多加了補的功效，單靠灸性的溫熱，沒有補的功效，那灸療就是勢單力孤，孤軍奮戰，隔鹿茸灸療可以說是治病的援軍、生力軍。

10 花椒鹽水薰洗法，內痔外痔不難治

我們都說十人九痔，這跟肛門周圍特殊的生理結構有很大的關係。肛門周圍的皮下有很多肛腺，也就是分泌腺，有時候你會感覺潮溼，這是因為分泌物過多，可能誘發了肛竇炎。而肛門周圍是很多小的動脈和靜脈的吻合處，這些微小的血管複雜交錯，最容易形成血栓。

動物趴著走路，因為與地面平行，肛周這些微小的血管承受的壓力就會小很多；而人站著走路，重力向下，肛周承受的壓力就大。

上班族、便祕、孕婦最容易有痔瘡

生活中有三種人最容易得痔瘡，一是長時間坐辦公室的人，因為重力全集中在了

臀部那兒，導致肛周承受的壓力增大。

第二是便祕的人和長期腹瀉的人。便祕時用力排便，肛周的壓力最重；而長期腹瀉的人，肛門周邊的腺體因衛生條件差，也容易感染。這些因素給痔瘡創造了合適的環境和條件，於是，內痔、外痔、混合痔、血栓性外痔、靜脈曲張性外痔等，就會找上門來。

還有一個最特殊的群體，就是孕期的女性。孕期的女性隨著胎兒的體積逐漸增大，骨盆和肛周的壓力也會日漸增大，幾乎所有生過孩子的女性都患有痔瘡，深受痔瘡的折磨。

痔瘡的痛誰知道？

怎麼判斷自己是不是得了痔瘡呢？

大便帶血是痔瘡的第一信號。大便還沒有解下來，用衛生紙一擦就有鮮紅的血，這種情況多數在肛門周圍會摸到一個腫大的包，這是外痔。其實有時候外痔在沒有繼發感染的時候，是沒有什麼症狀的，也就是說肛周有包，不紅不腫，就一個小皮墜，但如果吃辣、便祕、久坐、不注意衛生，這些因素惹到它的時候，就會腫大，腫大就會痛，再經過白天活動後的摩擦，就會破皮出血，形成炎性外痔，疼痛難忍。

如果沒有腫大的包，排便卻有一種撕裂般的痛，這多數就是肛裂。肛裂的痛是最要命的，以至人每次解大便就像過鬼門關一樣，搞得死去活來。

最多的還是內痔，內痔在肛門以上直腸黏膜的位置，外面是看不到的，但大便時，由於擠壓過度會引起痔上動脈破裂出血。動脈破裂出血可和靜脈出血不一樣，是那種噴射性的，順著肛門處會有很多鮮紅的血流出，這樣反覆出血很可怕，輕者可引起貧血，重者可能引起低血壓休克。

以上就是最常見的外痔、內痔、肛裂的辨別方法。還有很多沒有跟大家提到，比如像肛瘺、高位複雜性肛瘺、混合痔和肛周膿腫，這些都是必須去醫院做手術才能治好的病。治療這些病有多痛苦，想必大家早有耳聞。

有沒有不受這份罪的辦法？有。當病情嚴重到非得去醫院做手術時，通常是因為你沒有很好的防治，不管不顧內痔或外，任由其發展，或治療的方法不對，才會由小病發展到上手術臺的地步。

防治得當，趕跑「麻煩」不麻煩

如何防治常見的內痔和外痔？

以下講述的一些方法簡單易操作，可以一生備用，也可以幫家裡人去調理。

解決內因是防治生痔瘡最有效的方案。內因一個是便祕，一個是慢性腹瀉。怎麼解決便祕問題，我在書中有提到過，這裡就不再多說。

關於慢性腹瀉，很多都是沒徹底治癒或沒有效的治療急性腹瀉，於是變成慢性腹瀉，甚至還發展成慢性直腸炎或慢性結腸炎等。後面的這兩種慢性腸炎都是很棘手的病，有時候還需要反覆多次灌腸才能治癒。

所以說，無論治什麼病都應該儘早從小病解決。如果是因為脾虛引起的腹瀉，可以吃參苓白朮丸或補中益氣丸等中成藥調治，調治時一定要忌食生冷和刺激性的食物。腸道和胃一樣，都需要時間和正確的方法去養護。方法對，基本上都會養好，永遠要記住那些生冷、辣、過飢、過飽、過食油膩等不良的飲食習慣，會無休止的損耗胃腸，最後你都是要付出代價的。

痔瘡的剋星：花椒薰洗法

我在進修肛腸科時，主任會告訴所有病人一個防治痔瘡病的外洗方。主任做了一輩子直腸肛門科，從他口中道出的方法必定是精華。其實這個方法也源自中醫的薰蒸和外洗法，幾乎不用花錢，便宜實用，我現在詳細介紹這個方法。

拿一把花椒，紅皮的花椒就可以，一把差不多有二十克，放在半鍋水裡煮。大火燒開後，再用文火煮十分鐘，關火後再蓋上蓋子燜五分鐘，五分鐘後濾去裡面的花椒粒，放入一小撮食鹽，大概十克，攪勻。然後把花椒水倒在一個乾淨的盆裡，這時候由於水很燙不能洗，要先坐在盆口上薰，一直薰到水溫差不多攝氏五十、六十度，就開始用手外洗肛門處，一直洗到水差不多要涼的時候為止。

炎性外痔的人一天至少要洗兩次，肛裂或內、外痔出血的人，每次大完都洗，但要注意的是，盆子要用厚的熟塑膠盆，一是不容易燙傷，再就是還能承重。

花椒鹽水最適合內痔、外痔和肛裂，也可減輕混合痔的症狀。

但肛瘺患者和肛門膿腫患者不適合用這個方法。肛瘺患者不能洗，是因為肛瘺外口在肛門旁，內口在直腸裡，而瘺裡全是感染的腐肉，洗，不但不會減輕症狀，還會加劇疼痛。

而肛門膿腫的患者也不適合洗，是因為肛門膿腫就像是身上長癤腫一樣，肛門周圍紅腫跳痛，由於肛周是神經的密集區域，所以膿腫長在肛門處比長在皮下要痛得多。這種情況應該趕緊讓外科醫生切開，把裡面的膿液引流出來，若想暫時緩解這種疼痛，可以用薄毛巾包裹冰塊外敷。

用花椒鹽水薰洗完後，內痔可用馬應龍或其他牌子的栓劑，塞進直腸，讓內痔直接吸收藥效；外痔可以塗馬應龍痔瘡膏、夫西地酸、莫匹羅星等消炎藥膏，這些抗菌消炎的藥膏能直達病灶，強於口服消炎藥，一般情況下，這類比較輕的痔瘡都可以解決。一定要記住，自己掌握早期調治的方法，後期就會少受很多罪，少花很多錢。

附錄

中成藥一覽

※臺灣有販售的中成藥資料，參考衛生福利部中醫藥司網站。

名稱	適應症	效用	臺灣有無販售
百樂眠	肝鬱陰虛證引起的失眠等。	滋陰清熱、養心安神。	×
烏靈膠囊	心腎不交所致的失眠、健忘、心悸、腰膝痠軟等。	補腎健腦、養心安神。	×
安神丸	一般神經衰弱，如失眠、頭昏、耳鳴、心悸、健忘。	益氣養血、安神寧心。	○
補中益氣丸	勞倦、食少無味、脾胃虛弱、元氣不足。	補中益氣、調補脾胃。	○
參苓白朮丸	脾胃虛弱、食少便溏。	補氣健脾、祛溼。	○（臺灣賣散劑成藥）
天王補心丹	思慮過度、神志不寧。	寧心、化痰涎、祛煩熱。	○
柏子養心丸	心血虧損、怔忡驚悸。	寧心定志、滋陰補腎。	○

名稱	適應症	效用	臺灣有無販售
舒肝丸	肝鬱氣滯、兩脇刺痛、飲食無味、消化不良。	舒氣健脾、活血止痛。	×
龍膽瀉肝丸	臟腑積熱、耳鳴耳聾、耳腫疼痛、小便澀滯。	瀉肝火、利溼熱。	○
木香順氣丸	脘腹脹痛、噁心、噯氣。	行氣化溼、健脾和胃。	×
寬胸理氣丸	胸中憋悶、胃脘不舒。	消積化滯、行氣止痛。	×
加味逍遙丸	肝鬱血虛、化火生熱、煩躁易怒、月經不調。	疏肝清熱、瀉火解鬱。	○
十全大補丸	氣血兩虛、肢體倦怠。	補血益氣。	○
八珍丸	氣血兩虛、神疲肢倦、面黃肌瘦。	雙補氣血。	○
阿膠補血顆粒	倦怠乏力、心悸氣短、頭暈目眩。	補氣養血。	×
養血飲	用於氣血兩虧、崩漏下血、貧血等。	補氣補血、益腎助脾。	×

名稱	適應症	效用	臺灣有無販售
香砂和胃丸	脾胃虛弱，及因消化不良引起的食慾不振、脘腹冷痛。	健脾開胃、行氣化滯。	×
附子理中丸	脾胃虛寒、飲食不化、腸鳴腹痛、嘔吐泄瀉。	溫中散寒。	○
歸脾丸	心神不寧、驚悸失眠。	健脾、寧心安神。	○
補益資生丸	脾胃虛弱、脘腹脹滿、面黃肌瘦、大便溏泄。	益氣健脾、化溼止瀉。	○
黃連清胃丸	口舌生瘡、牙齦腫痛、胃熱牙痛。	清胃瀉火。	×
連翹敗毒丸	癰疽、疔瘡、乳癰，及一切無名腫毒。	清熱解毒、消散癰腫。	×
搜風順氣丸	中風癱瘓、大便祕結。	搜風順氣、潤燥通便。	○（臺灣為濃縮散劑，須由中醫師開處方使用。）
溫胃舒	用於慢性胃炎所引起的胃脘冷痛、腹脹、無力等。	溫胃養胃、行氣止痛。	×
胃蘇顆粒	主治氣滯型胃脘痛。	理氣消脹、和胃止痛。	×

名稱	適應症	效用	臺灣有無販售
百補增力丸	用於脾胃失和引起的盜汗、腰腿疼痛、疲憊、消化不良等。	開胃健脾、益氣養血。	×
金匱腎氣丸	腎陽不足、腰膝痠重、小便不利。	溫腎化氣、利水消腫。	○
濟生腎氣丸	腎陽不足、腰膝痠重、小便不利。	溫腎化氣、利水消腫。	○
右歸丸	腰膝痠軟、畏寒肢冷、氣衰神疲、早洩、陽萎。	補腎陽和腎精、脾胃虛寒。	○（須由中醫師開處方使用。）
一清膠囊	血熱所致的煩躁、牙齦腫痛、便秘、吐血。	清熱瀉火、化瘀涼血。	×
烏雞白鳳丸	婦人羸瘦、血虛有熱、經水不調。	補脾氣、滋陰、活血、調經。	○
五子衍宗丸	腎虛性之小便澀數。	固澀、益腎。	○
內補養榮丸	氣虛血虧、經水不調、面黃肌瘦、頭暈耳鳴。	補血安胎，消炎止帶。	×

名稱	適應症	效用	臺灣有無販售
人參養榮丸	脾肺氣虛、營血不足、食少無味、身倦肌瘦。	補氣血。	○
鎖陽固精丸	真元不固、濕熱性遺精。	固精益氣。	○
大山楂丸	食慾不振、消化不良、脘腹脹滿。	開胃消食。	×
坤寶丸	用於肝腎陰虛，氣血不調引起潮熱多汗、失眠健忘、心煩易怒等。	滋補肝腎、鎮靜安神、養血通絡。	×
知柏地黃丸	頭暈耳鳴、舌燥咽痛、腰脊痠痛。	滋陰降火。	○
杞菊地黃丸	肝腎陰虛、頭暈目眩、眼睛澀痛。	滋腎養肝。	○
石斛夜光丸	主治肝腎不足，陰虛火旺。	平肝熄風，滋陰明目。	×
六味地黃丸	肝腎不足、腰痛足痠、消渴、舌燥喉痛、足跟作痛。	滋陰補腎。	○

名稱	適應症	效用	臺灣有無販售
左歸丸	治虛熱潮熱、自汗盜汗、遺尿不禁、口乾舌燥，腰痠腿軟。	滋腎水、調營衛。	○（須由中醫師開處方使用。）
強腰健腎丸	腎虧腰痛、膝軟無力、風溼骨痛、神經衰弱。	壯腰健腎、養血、祛風溼。	×
艾附暖宮丸	血虛氣滯、下焦虛寒所致的月經不調、痛經等。	補血暖宮，調經促孕。	×
經調促孕丸	脾腎陽虛引起的經血不調、經量少、經期亂等。	補腎健脾、養血調經。	×
麻仁潤腸丸	腸胃燥熱。小便頻、大便結硬或數日不行或便出不暢。	潤腸滋燥、緩通大便。	×
防風通聖丸	表裏三焦俱實、大便祕結、小便短赤、瘡瘍腫毒。	解表通裡、疏風清熱。	○
蕁麻疹丸	用於風、溼、熱而致的蕁麻疹、溼疹、皮膚瘙癢。	清熱祛風，除溼止癢。	×

名稱	適應症	效用	臺灣有無販售
養陰清肺丸	陰虛咳嗽、口渴咽乾、失音聲啞、痰中帶血、咽喉腫痛。	清熱潤肺、止嗽化痰。	○
黃連上清丸	上焦積熱、眼痛咽痛、心膈煩熱、肺火上升。	清熱解毒。	○
清火丸	治頭面瘡癤、熱毒。	清上焦火。	○
銀黃顆粒	用於急慢性扁桃腺炎、急慢性咽喉炎、上呼吸道感染。	清熱、解毒、消炎。	×
清熱解毒顆粒	用於風熱型感冒。	清熱解毒、養陰生精、瀉火。	×
蒲地蘭（消炎片）	用於癤腫、咽炎、扁桃腺炎。	清熱解毒、抗炎消腫。	×
蘭芩（口服液）	主要緩解肺胃蘊熱、熱毒上灼所致的咽痛、咽乾以及咽部灼熱等急性咽炎症狀。	清熱解毒、利咽消腫。	×
疏肝丸	肝鬱氣滯、兩脇刺痛、飲食無味、消化不良。	舒氣健脾，活血止痛。	×

名稱	適應症	效用	臺灣有無販售
加味左金丸	氣鬱肝旺、胸膈堵塞、兩脅刺痛、多發急怒。	平肝降逆、疏鬱止痛。	╳
養血安神口服	用於肝血不足引起的失眠、健忘。	養血安神。	╳
分清五淋丸	小便渾濁、淋漓作痛。	清熱利溼、通淋止痛。	◯
速效救心丸	用於氣滯血瘀型冠心病、心絞痛。	行氣活血、祛瘀止痛。	╳
元胡止痛片	氣滯血瘀所致的胃痛、脅痛、頭痛及痛經。	理氣、活血、止痛。	╳
鹿胎丸	經血不調、少腹冷痛、肢體痠軟。	理血溫經。	╳
安坤顆粒	滋陰清熱、健脾養血。	用於月經提前、量多，腰骶痠痛、下腹墜痛、心煩易怒、手足心熱。	╳

國家圖書館出版品預行編目（CIP）資料

女人的病，99% 都是「氣」造成的：女人都能學會的凍齡易瘦法：簡養。那些困擾妳一生的氣血問題，25 年臨床中醫教妳這樣調。／李軍紅著 . -- 初版 . -- 臺北市：大是文化，2021.04
336 面；17×23 公分 . --（EASY；100）
ISBN 978-986-5548-46-9（平裝）

1. 中醫　2. 養生　3. 婦女健康

413.21　110000278

EASY 100

女人的病，99% 都是「氣」造成的

女人都能學會的凍齡易瘦法：簡養。

那些困擾妳一生的氣血問題，25 年臨床中醫教妳這樣調。

作　　者／李軍紅
責任編輯／陳竑悳
校對編輯／黃凱琪
副總編輯／顏惠君
總 編 輯／吳依瑋
發 行 人／徐仲秋
會　　計／許鳳雪、陳嫤娟
版權經理／郝麗珍
行銷企劃／徐千晴、周以婷
業務助理／王德渝
業務專員／馬絮盈、留婉茹
業務經理／林裕安
總 經 理／陳絜吾

出 版 者／大是文化有限公司
臺北市衡陽路 7 號 8 樓
編輯部電話：（02）23757911
購書相關資訊請洽：（02）23757911 分機 122
24 小時讀者服務傳真：（02）23756999
讀者服務 E-mail: haom@ms28.hinet.net
郵政劃撥帳號／ 19983366 戶名／大是文化有限公司

香港發行／豐達出版發行有限公司
Rich Publishing & Distribution Ltd
香港柴灣永泰道 70 號柴灣工業城第 2 期 1805 室
Unit 1805, Ph.2, Chai Wan Ind City, 70 Wing Tai Rd, Chai Wan, Hong Kong
Tel：21726513　Fax：21724355
E-mail：cary@subseasy.com.hk
法律顧問／永然聯合法律事務所

封面設計／孫永芳
內頁排版／邱介惠
印　　刷／緯峰印刷股份有限公司
出版日期／2021年4月初版
定　　價／新臺幣 399 元
I S B N／ 978-986-5548-46-9
電子書 ISBN ／ 9789865548735（PDF）
9789865548728（EPUB）